DR. BEATE STRITTMATTER

NEURO**RESET**

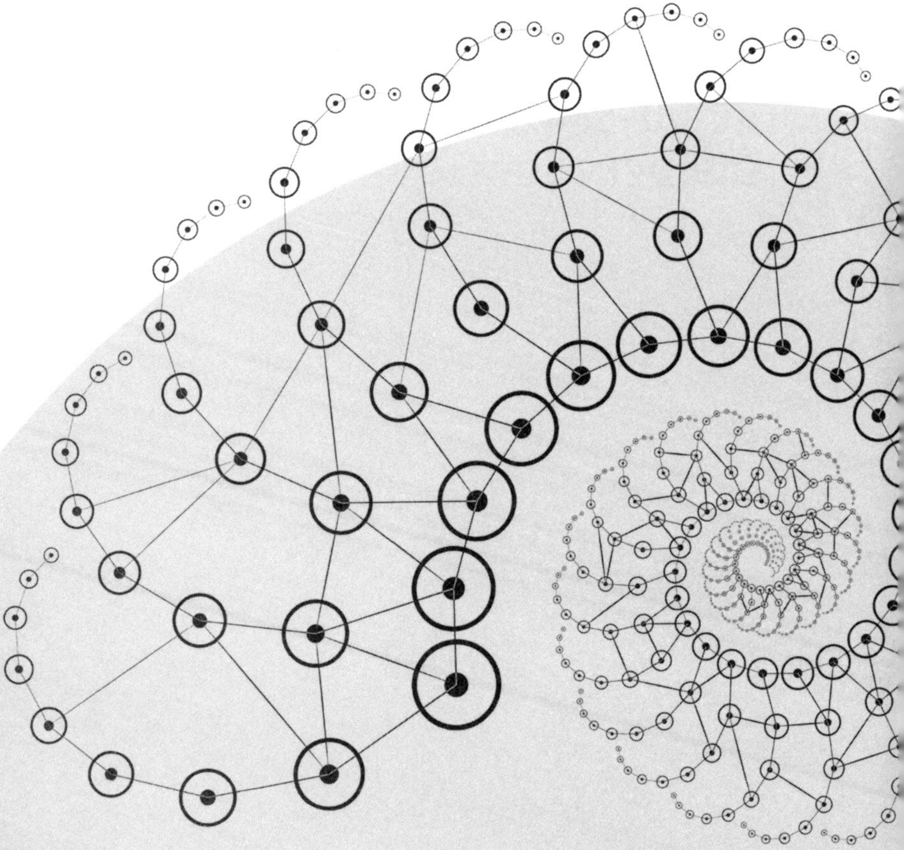

DR. BEATE STRITTMATTER

NEURO**RESET**

DIE **90-SEKUNDEN-METHODE**
DIE DEIN LEBEN VERÄNDERT

MOMANDA

Wichtige Hinweise

• Die im Buch veröffentlichten Empfehlungen wurden von Verfasserin und Verlag sorgfältig erarbeitet und geprüft. Eine Garantie kann dennoch nicht übernommen werden. Ebenso ist die Haftung der Verfasserin bzw. des Verlages und seiner Beauftragten für Personen-, Sach- und Vermögensschäden ausgeschlossen. Die Empfehlungen ersetzen keine ärztliche Konsultation, und deren Anwendung erfolgt auf eigene Verantwortung der Leserinnen und Leser.
• Der Inhalt dieses Buches gibt die Meinungen der Autorin wieder, die nicht unbedingt mit der Ansicht des Verlages und seines Teams übereinstimmen.
• Die Publikation enthält Links zu externen Webseiten Dritter, auf deren Inhalte wir keinen Einfluss haben; für diese fremden Inhalte können wir keine Gewähr übernehmen. Rechtswidrige Inhalte waren zum Zeitpunkt dieser Veröffentlichung nicht erkennbar.
• Auch wenn eine gendergerechte Sprache wünschenswert ist, gibt es aus Sicht des Verlages bisher keine befriedigende, gut lesbare Lösung. Der leichteren Lesbarkeit zuliebe haben wir zumeist von der Doppelung männlicher und weiblicher Formen nach dem Muster »der ... oder die ...«, »er bzw. sie« usw. Abstand genommen. Selbstverständlich liegt es uns fern, dadurch jemanden zu benachteiligen.

2. Auflage 2026

www.momanda.de

Redaktion: Pauline Hager
Cover sowie Grafik S. 11 u. a.: Tobias Katzenberger
Innenillustrationen: Sladjana Radujkovic (nach Vorlagen der Autorin)
Foto S. 52/60: Beate Strittmatter/privat
Foto S. 133: myriams-fotos/pixabay
Satz/Typografie/Layout: Birgit-Inga Weber
Projektleitung: Calvin Dibowski
Gesamtherstellung: Bernhard Keller
Druck: CPI books GmbH, Leck - Printed in the EU
ISBN 978-3-95628-147-1

INHALT

VORWORT

Egal, wie hell die Sonne scheint –
aus dem Schatten treten musst du selbst.

(Meike Werkmeister)

Nach über vierzigjähriger Berufstätigkeit in der Medizin und Naturheilkunde könnte man meinen, ich wäre längst an einem Endpunkt angekommen. Weit gefehlt – vermutlich, weil ich noch nie zu jenen Menschen gehörte, die bei der Arbeit nahezu stumpf funktionieren, ihre Runden drehen und scheinbar zufrieden sind, wenn alles nach Plan und Lehrbuch läuft. Nein, dafür war ich schon immer viel zu neugierig und offen für die weniger betretenen Trampelpfade des Lebens – ständig auf der Suche nach Antworten und mir nicht zu schade, auch mal Umwege in Kauf zu nehmen. Dieser sehr lebhaften und neugierigen Seele habe ich es wohl auch zu verdanken, dass ausgerechnet vermehrt solche Patienten und Patientinnen zu mir fanden, für deren Beschwerden es erst mal keine gängige Erklärung gab. Perfekt, um mich von einer Entdeckungsreise zur nächsten zu begeben, wobei mein Kopf vor lauter Fragen und Antworten nicht selten zu qualmen begann.

So öffnete sich Tür für Tür, und ich konnte nicht anders, als dieser Spur zu folgen, die mir immer klarer verdeutlichte, dass eine wesentliche, wenn nicht sogar die Hauptquelle für körperliche Beschwerden und Energieverlust im seelischen Bereich liegt.

Hat beispielsweise jemand immer wieder Streit mit dem Partner oder hält sich selbst ständig klein und behindert sich in seinem Selbstausdruck, wird er oder sie irgendwann krank. Statt nun aber die Ursache bei sich selbst, in den eigenen inneren Konflikten zu suchen, meinen wir sie meist im Außen zu entdecken und machen gerne jene Menschen verantwortlich, die uns in irgendeiner Art behindern, ärgern oder im Weg stehen. Statt unsere Energie also dorthin zu richten, wo wir tatsächlich zur Lösung unserer Probleme beitragen könnten – also auf uns selbst! –, lenken wir sie auf alle möglichen Orte, Menschen und Situationen ..., wo sie langsam, aber sicher im Nichts verpufft. Damit geht uns unsere Lebensenergie auf Kosten all der schönen Möglichkeiten und Wege, die uns das Leben eigentlich zu bieten hätte, verloren.

Im Grunde ist es mit unserer Lebensenergie wie mit Geld: Man kann nicht unendlich viel davon ausgeben; es muss auch mal was zurückkommen. Wenn jemand zu Hause ständig Streit hat, einen Beruf ausübt, in dem er sich nicht entfalten kann, und Beziehungen aufrechthält, in denen er sich selbst an die hinterste Stelle setzt: Wo soll da die Lebensenergie noch frei fließen? Stattdessen verschwenden die Betroffenen ihre wertvolle Lebenskraft darauf, all diese fraglichen Umstände irgendwie zu ertragen. Dass hier für die Immunabwehr und die normalen, gesunden Körperfunktionen kaum mehr Energie übrig bleibt, erklärt sich von selbst. Der Körper wird also krank, der Patient sucht eine Arztpraxis auf, berichtet wohlwissend von seinen körperlichen Beschwerden, lässt jedoch genau die Details außer Acht, die für seine Genesung von essenzieller Bedeutung wären.

Die meisten meiner Patienten kommen zu mir also gerade *nicht* wegen eines Paarproblems oder wegen ihrer grundlegenden Unzufriedenheit im Job, in dem sie seit Jahren perfekt gelernt haben zu funktionieren, und schon gar nicht wegen möglicher Glaubenssätze, die dahinterstecken könnten, sondern wegen körperlicher Schmerzen, Allergien, Migräne, Rheuma und seltsamer Beschwerden, die schulmedizinisch bisher nicht eingeordnet werden konnten.

Der Zusammenhang zwischen Glaubenssätzen und körperlichen Beschwerden scheint im Übrigen vielen Menschen häufig noch so fremd, dass sie nicht erkennen, wie weitgreifend diese Sätze sie daran hindern können, ein freies, glückliches Leben zu führen. Stattdessen breiten sich unterbewusst Wut und Trauer aus, die nur schwer adressiert werden können und scheinbar grundlos die Gesundheit innerer Organsysteme angreifen. Für uns als medizinische oder psychologische Therapeuten und Therapeutinnen sind solche blockierenden Glaubenssätze ein absolutes Erfolgshindernis.

Als Ärztin möchte ich hierzu ausdrücklich anmerken:

Selbstverständlich müssen körperliche Beschwerden wie Schmerz, Rheuma, Migräne oder Allergien zunächst nach allen Regeln der Kunst untersucht und nach Möglichkeit behandelt werden. Auch wenn eine Blockade des Kreuzbeins eine seelische Ursache hat, sollte man sie untersuchen und auflösen, ebenso eine Allergie, die nicht einfach unbeachtet gelassen werden sollte, wenngleich die Ursache langfristig in einem seelischen Konflikt zu suchen ist. Hat sich beispielsweise bereits eine Nahrungsmittelunverträglichkeit entwickelt, wird den Patienten empfohlen, die entsprechenden Nahrungsmittel eine Zeit lang wegzulassen. Wenn möglich, ist es immer sinnvoll, Patienten zunächst auch körperlich zu entlasten!

Erfreulich ist, dass sich immer mehr Menschen auf die Suche nach den wahren Wurzeln ihrer körperlichen Beschwerden machen und bereit sind, ihre unbefriedigenden Lebensumstände zu erforschen, zu verstehen und zu verändern. Überall begegne ich einem regelrechten Hunger nach den Regeln und Naturgesetzen des menschlichen Leids und Glücks, die Erklärungen dafür liefern sollen, warum wir immer wieder ähnlichen Herausforderungen begegnen – nicht nur in gesundheitlicher Hinsicht. *Warum geraten wir beispielsweise immer an den gleichen Typ Mann oder Frau? Warum zeigt der Partner nach der ersten Verliebtheitsphase plötzlich Verhaltensweisen, die uns enorm nerven, die wir ablehnen, vielleicht sogar verachten, oder noch unheimlicher: die wir bereits aus früheren Beziehungen kennen? Warum hakt es am Arbeitsplatz? Warum geben wir so viel und erhalten kaum etwas zurück?*

In der Regel stecken hinter alldem implizite Annahmen über das Leben, die uns zum Großteil kaum bewusst sind. Ebenso Urteile und Selbstbilder, die unser Verhalten steuern und uns auf magische Weise ein und denselben Ausgang finden lassen. Eigentlich faszinierend, oder? Obwohl wir manchmal sogar schon so ein Gefühl haben, dass wir wieder in ähnlichen Fahrwassern unterwegs sind, versäumen wir es, einmal kurz innezuhalten, und nehmen mit umso mehr Kraft und Engagement in dieselben Muster hinein Anlauf. Mit dem ernüchternden Ergebnis, dass wir ähnliche Enttäuschungen und Misserfolge so lange durchleben, bis wir anerkennen, dass es offenbar eine tieferliegende Dynamik in unserem Leben geben muss, die es aufzudecken gilt.

Zur Veranschaulichung dieser vielfältigen Dynamiken werde ich in diesem Buch Beispiele von Patienten/Klienten aus meiner Praxis aufführen. Diese »Fälle« sind genau so passiert, werden jedoch in vereinfachter Form wiedergegeben; die jeweiligen Namen wurden dabei bewusst verändert oder weggelassen. Jeder der geschilderten Fälle erzählt seine eigene Geschichte – dennoch folgen sie größeren Gesetzmäßigkeiten, die du bei Bedarf auf dein Leben übertragen kannst.

KAPITEL 1

WIE UNSERE GLAUBENSSÄTZE ENTSTEHEN – UND WARUM SIE UNS SO HARTNÄCKIG STEUERN

People prefer the certainty of misery
to the misery of uncertainty. –
Menschen ziehen das sichere Elend
dem Elend der Unsicherheit vor.

(Virginia Satir)

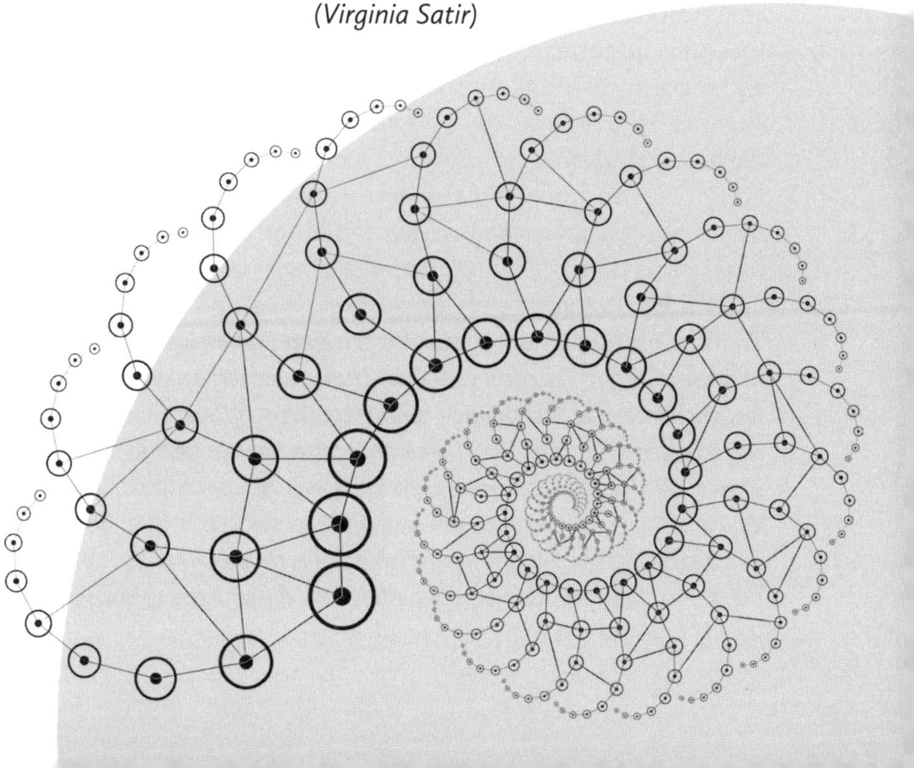

Aus meiner täglichen Praxis weiß ich, dass negative Glaubenssätze leider (noch) bei vielen Menschen überwiegen. Natürlich lässt sich diese Aussage nicht verallgemeinern, zumal jene Menschen, deren Leben durch positive Glaubenssätze geformt wurden, meist gar nicht erst als Patienten zu uns Ärzten kommen – einfach weil sie von vornherein gesünder sind. Dennoch lässt es sich nicht leugnen, dass ein Großteil der Menschen sich ihrer selbst, ihrer Freiheit und ihrer unbändigen Lebenskraft nicht einmal im Entferntesten bewusst sind.

⊙ **Glaubenssätze sind tief verwurzelte Überzeugungen, die unser Denken, Fühlen und Handeln maßgeblich beeinflussen.**

Familiäre und systemische Konditionierungen mit ihren unverarbeiteten Wunden und Traumata bieten einen fruchtbaren Nährboden für negative Glaubenssätze. Mit »negativ« ist hier gemeint, dass uns diese inneren Überzeugungen und Annahmen einschränken und an unserem lebendigen Selbstausdruck hindern.

Viele dieser Glaubenssätze entstehen bereits in der frühen Kindheit – einer Lebensphase, in der wir die Welt noch sehr ungefiltert wahrnehmen und unser Verstand kaum in der Lage ist, Informationen zu hinterfragen oder kritisch einzuordnen. Kinder glauben daher leichter, was ihnen gesagt wird, und nehmen die Aussagen – besonders von nahestehenden Bezugspersonen und Rollenvorbildern wie Eltern, Lehrern, Großeltern oder auch älteren Geschwistern – als uneingeschränkte Wahrheit an. Wird einem Kind beispielsweise immer wieder vermittelt, dass es *»zu laut«*, *»zu schüchtern«*, *»nicht klug genug«* oder *»zu empfindlich«* sei, speichert es diese Aussagen tief im

Inneren ab. Es entwickelt daraus innere Überzeugungen, sogenannte Glaubenssätze darüber, wie es selbst ist, wie andere Menschen sind und wie das Leben grundsätzlich funktioniert.

Klassiker für solche Glaubenssätze sind:

- *»Ich bin nicht gut genug.«*
- *»Ich muss mich anpassen, um dazuzugehören.«*
- *»Ich darf keine Fehler machen.«*
- *»Ich werde nur geliebt, wenn ich etwas leiste.«*
- *»Meine Bedürfnisse sind nicht wichtig.«*
- *»Ich darf nicht auffallen.«*
- *»Alle anderen sind besser als ich.«*

Das giftige leise Umfeld

Glaubenssätze entstehen nicht nur durch direkte Aussagen (zum Beispiel *»Du bist dumm!«*), sondern auch durch feinste, subtile Signale: abwertende Blicke, Schulnotenvergleich, ignorierte Gefühle, die vielen »Ja, aber« oder Liebesentzug bei »schlechtem« Verhalten. Selbst unscheinbare Emotionen des Gegenübers nehmen Kinder schnell als ihre eigenen an, da ihre Grenzen noch offener und durchlässiger sind. Auch das Verhalten anderer Kinder – Ausgrenzung, Mobbing, Auslachen – hinterlässt meist tiefe Spuren. Nicht nur, weil dadurch soziale Urängste berührt werden – Angst vor Verurteilung, Trennung oder Einsamkeit –, sondern weil in solchen Momenten schlichtweg die Individualität des Kindes übergangen und nicht anerkannt wird. Die unausgesprochene Botschaft lautet damit: *»So, wie du bist, bist du nicht richtig.«* Ein weit verbreiteter Glaubenssatz, der tiefe Wunden im Selbstwert und in der Eigenliebe eines Menschen hinterlassen kann und sich später meist durch viele Lebensbereiche zieht.

An dieser Stelle könnten wir uns fragen, wer sich wo, wie, wann hätte besser oder anders verhalten müssen. Doch dann würden wir nie zum Ende kommen. Wer hat schon so viel Zeit und Muße, eine Schuldfrage zu eruieren, die im Kern nicht geklärt werden kann, da es niemals um Schuld geht?! Vielmehr gilt es, unser Möglichstes zu tun, den Fokus dorthin zu lenken, wo wirklich etwas bewirkt und verändert werden kann: auf uns selbst.

Es wäre also sinnvoll, anzunehmen, dass Eltern oder Lehrer es in diesem Moment – warum auch immer – nicht besser konnten (von echter Bösartigkeit einmal abegesehen).

Wir wollen die Informationen aus diesem Kapitel konstruktiv nutzen, indem wir uns erst einmal bewusst werden, in welch enormem Ausmaß wir in unserer Kindheit vom Verhalten, den Aussagen und Emotionen anderer Menschen beeinflusst wurden und wie viel wir auf uns selbst bezogen haben, weil unser Herz und unser Geist noch so offen und unschuldig waren. Wir dachten nicht: *»Meine Mutter ist überfordert«, »Der Lehrer hat ein Problem mit sich selbst«*, oder: *»Meine Freundin ist komisch zu mir, das hat nichts mit mir zu tun.«* Sondern: *»Mit mir stimmt etwas nicht; ich bin verkehrt.«* Damit begann unsere heile, liebevolle Welt bereits früh zu bröckeln.

Somit sind wir wieder bei dem bereits genannten Glaubenssatz *»Ich bin nicht richtig«* angelangt, der im Kern so falsch ist, wie er uns selbst fälschlicherweise als falsch wahrnehmen lässt. (Lies das gerne noch einmal.)

Zeit, um an dieser Stelle Ordnung zu schaffen und zu schauen, wie wir diese verkehrte, schmerzbehaftete Welt wieder geraderücken.

Der erste befreiende Schritt dazu:

⊙ **Halte es für wahrscheinlich, dass auch du von negativen Glaubenssätzen betroffen bist!**

Ja, richtig gelesen: Halte es für möglich, dass auch du von klein auf Glaubenssätze in dir geformt hast, die dich bis heute beeinflussen, ja in deiner Entfaltung behindern. Selbst wenn du es auf rationaler Ebene nicht wahrnehmen kannst. Du magst zwar denken: *»Ich bin wertvoll und genau richtig, so wie ich bin«,* doch auf unterbewusster Ebene hast du alte Erinnerungen und gegenteilige Überzeugungen gespeichert, die dich eine ganz andere Geschichte erzählen lassen. Indem du dich für die Möglichkeit öffnest, selbst von negativen Glaubenssätzen betroffen zu sein, kannst du ihnen sehr viel leichter auf die Spur kommen. Nicht urteilend oder krampfhaft suchend, sondern aus einer offenen, verständnisvollen, ja vielleicht sogar neugierigen Haltung heraus ... und in dem tiefen Wissen, dass wir alle zwar negative Glaubenssätze in uns tragen, wir sie aber niemals ein Leben lang mit uns herumtragen müssen!

Wo Schlechtes wächst, wächst auch immer Gutes

Bevor wir tiefer in die Glaubenssatz-Thematik einsteigen, möchte ich dich daran erinnern, dass jedem Schmerz, jeder dunklen Erfahrung – und ja, auch jedem negativen Glaubenssatz – immer etwas Positives innewohnt.

Frage dich beispielsweise, welche Stärken du entwickelt hast, eben weil deine Mutter oder dein Vater so waren, wie sie waren. Angesichts dieser Frage erfährt man oft Erstaunliches über sich selbst. Dinge, die man bis dato vermutlich als viel zu selbstverständlich hingenommen hat. Vielleicht besitzt du Eigenschaften wie Verantwortungsgefühl, Durchsetzungsvermögen, Eigenständigkeit und Mut, die du aufgrund von Erfahrungen entwickelt hast, in denen du dich alleingelassen, ohnmächtig oder vernachlässigt gefühlt hast. Vielleicht hast du auch ein besonders mitfühlendes, verständnisvolles Herz, weil es dir in der Kindheit oft an Liebe gemangelt hat. Oder du bist ein sehr wissbegieriger, kommunikativer Mensch, weil es dir früher zu Hause an Austausch und geistiger Offenheit gefehlt hat.

Tipp: Lege dieses Buch gerne für einen kurzen Moment zur Seite und mache dir eine Liste mit all den Eigenschaften, die du infolge des Verhaltens deiner Mutter, deines Vaters (beziehungsweise anderer Bezugspersonen aus der Kindheit) oder widriger Lebensumstände erworben hast – und inwiefern du daraus Stärken, Fähigkeiten und Eigenschaften entwickelt hast, die dir im Erwachsenenalter nützlich wurden. Vielleicht findest du auch Aspekte, die dein Leben bereits sehr positiv geformt oder immer wieder in Richtungen gelenkt haben, für die du im Nachhinein sehr dankbar bist.

Nein, niemand wird dir absprechen, dass deine Erfahrungen in der Kindheit schmerzhaft waren. Und ja, du darfst dich auch trösten lassen und Mitgefühl für all das haben, was du durchlebt und offensichtlich gemeistert hast, sonst wärst du jetzt nicht hier und würdest nicht diese Zeilen lesen. Dein eventuelles Selbstmitleid darf allerdings irgendwann aufhören, sonst werden das Glück und die Freiheit geduldig auf sich warten lassen.

Die Zeiten für Selbsterkenntnis und inneres Wachstum waren übrigens nie besser als jetzt! Lasst uns also die Energien der Schuldzuweisungen gegen unsere Eltern zurückholen und durch unsere innere Arbeit nicht nur uns selbst Heilung und Erlösung schenken, sondern auch unserer Familie, unseren Kindern, zukünftigen Generationen sowie unserer gesamten Ahnenlinie!

· FALLBEISPIEL ·

Fehlendes Training der Durchsetzungskraft

Wenn wir uns auf die Suche nach den Wurzeln unserer Glaubenssätze begeben, werden wir in unseren Kindheitserfahrungen meist sehr schnell fündig. Dabei suchen wir vor allem in den eher dunklen Ecken unserer Vergangenheit, die in jedem Fall ein breites Repertoire an negativen Glaubenssätzen bieten.

Hier möchte ich dir allerdings von einem spannenden Fall berichten, der mal nicht die »klassische« Geschichte einer schmerzhaften Kindheitserfahrung erzählt, sondern genau das Gegenteil. Es handelt sich um einen guten Freund von mir – er ist hoch begabt und durchaus erfolgreich –, der immer wieder von seinen eigenen Schülern im Hinblick auf Erfolg überholt wird. Geht es um die finanzielle Anerkennung seiner Leistung, kann er sich nicht gut durchsetzen, in Gehaltsforderungen ist er zu bescheiden, sein Einkommen bleibt hinter seiner Leistung zurück, weil er seine Begabungen nicht wirklich zum Ausdruck bringt. Weshalb?

Der Grund, der sich in meiner Praxis herauskristallisierte, erstaunte in vielerlei Hinsicht: Ihm hatte es in der Kindheit zu Hause nie an etwas gefehlt. Seine beiden Geschwister und er wuchsen in einem Umfeld voller Respekt, Fürsorge, Aufmerksamkeit und Liebe auf; auch finanziell mangelte es an nichts. Der einzige Haken an seiner Geschichte: Er hatte nie gelernt, etwas durchsetzen zu müssen, etwas zu erkämpfen oder es sich zu erstreiten. Er hatte das also niemals üben müssen. Spannend, oder? •>•>•>

So verfestigen sich Glaubenssätze

Menschen sind wahre Meister darin, sich ihre Welt im Außen schönzureden, statt ehrlich in die eigenen Tiefen zu blicken. Freie Bahn also für all die negativen Glaubenssätze, die im Lauf des Lebens kaum mehr hinterfragt werden, weil sie zu einem festen Bestandteil des eigenen Selbstbildes wurden, das mit aller Kraft zu verteidigen versucht wird. Schließlich würde eine ordentliche Überprüfung der inneren Überzeugungen bedeuten, sich seiner eigenen Schatten und Wunden dahinter bewusst zu werden. Also bleibt man lieber felsenfest davon überzeugt, dass die eigenen Annahmen über das Leben absolut und zu einhundert Prozent zutreffend sind.

Das Problem an der Geschichte: All die negativen Selbstannahmen, so gut versteckt und schön verpackt sie auch sein mögen, beeinflussen direkt unser Verhalten. Beispielsweise senden wir über unsere Körpersprache, über nonverbale Signale und über unser Auftreten unbewusst Botschaften aus. Botschaften wie: *»Ich bin nicht wichtig«*, oder: *»Ich bin nicht gut genug.«* Es ist, als stünden unsere Glaubenssätze wie unsichtbare Schriftzüge auf unserer Stirn geschrieben – klar lesbar für andere, ohne dass wir ein Wort sagen müssen. Und das Umfeld bedient diese Glaubenssätze unweigerlich – denn es geht einfach mit dem in Resonanz, was wir energetisch aussenden und verkörpern. Andere Menschen verhalten sich unseren innersten Überzeugungen entsprechend, ganz nach dem Motto: *»Ach so, du bist nicht wichtig? Na, dann werden wir dich auch nicht fragen/einbeziehen/anerkennen/einladen/beachten/mitnehmen/ernst nehmen/...«*

Die Bestätigung unserer negativen Glaubenssätze durch das Außen lässt uns wiederum fälschlicherweise annehmen, dass das, was wir über uns selbst glauben, tatsächlich so sei. So sammeln wir eine bestätigende Erfahrung nach der anderen und packen sie allesamt in unseren wohlbehüteten Rucksack, der uns Orientierung und Halt in einer verwirrenden Welt schenkt. Und wenn wir uns an einer Weggabelung mal wieder nicht so sicher sind, wer wir denn nun eigentlich sind oder was wir wirklich wollen, können wir unser Gepäck als wunderbare Referenz nehmen, um uns daran zu erinnern, was die Vergangenheit uns bereits gelehrt hat. Dieses Gepäck zu hinterfragen, steht dem Verstand fern. Schließlich muss es ja von beachtlicher Bedeutung und hohem Wahrheitsgehalt sein, wenn wir es schon seit so vielen Jahren mit uns herumgeschleppt haben, oder? Wofür sonst all die Mühe? Selbst wenn der eigene Rucksack mal ins Wanken geraten sollte, orientieren wir uns einfach kurz an den Menschen um uns herum – ungeachtet der Tatsache, dass sie meist einen ähnlichen Rucksack aufgeschultert haben. Damit haben wir eine rundum gelungene Absicherung unserer tiefsten Überzeugungen, so negativ sie auch sein mögen.

Die Sucht nach den alten Gefühlen

Wer sich schon ein wenig mit Glaubenssätzen befasst hat, weiß, dass sie ziemlich tief greifen können. Das liegt daran, dass Gedanken nicht nur auf einer mentalen, sondern auch auf emotionaler und körperlicher Ebene wirken. Wie wir denken, so fühlen wir, so verkörpern und handeln wir, so reagiert die Welt um uns herum auf uns. Die Reaktionen im Außen bestätigen wiederum unser Handeln, somit auch unsere Gefühle und unsere Gedanken. Ein sich ständig wiederholender Kreislauf, der zum Großteil unterbewusst abläuft, weil viele unserer Gedanken und Emotionen nur im Verborgenen wirken.

Wer beispielsweise unterbewusst den Glaubenssatz *»Ich bin nicht wichtig«* in sich trägt, wird vielleicht leise sprechen, sich bei jeder Gelegenheit entschuldigen, Kopf und Schultern einziehen und mit jeder Faser signalisieren, dass er es nicht wert sei, beachtet zu werden, geschweige denn, Raum einzunehmen. Dementsprechend reagiert auch das Umfeld. Warum dieses selbstverleugnende Verhalten? Weil man damit eine tieferliegende Angst zu dämpfen und zu beruhigen versucht; sie verhindert, dass man sich zeigt, Raum einnimmt und für die eigenen Bedürfnisse klar einsteht. Weil diese Bedürfnisse in der Kindheit vielleicht oft missachtet und übergangen wurden oder auf deren Beanspruchung mit Ablehnung, gar Verachtung reagiert wurde, sodass bis heute die paradoxe Angst sowie der Glaube besteht, nicht geliebt zu werden, sobald man sich selbst in Liebe erhebt.

Solange wir uns dieses »selbstverstärkenden« Kreislaufs – bestehend aus vielen, vielen selbsterfüllenden Prophezeiungen – nicht bewusst werden, braucht es uns nicht zu wundern, wenn uns das Leben immer wieder in das gleiche faszinierende Schauspiel unserer eigenen Glaubenskonstrukte und Emotionen verwickelt. Wichtig zu wissen: **Unser Körper ist bereits regelrecht süchtig geworden nach den altvertrauten Emotionen, die uns in alten Mustern gefangen halten und uns immer wieder dieselbe Realität erschaffen lassen**, zumal wir gar nicht mehr wissen, dass es auch anders sein könnte. Stattdessen hat sich eine Welt geformt, von der wir glauben, dass wir selbst genau so sind, wie wir uns von klein auf erlebt haben, und dass die Welt um uns herum genau so ist, wie wir sie seit jeher kennengelernt haben. Der winzige Haken an der Sache: Wir haben diese Welt selbst geschaffen – basierend auf vielen fehlerhaften Überzeugungen, die zu unserer Weltsicht wurden und uns etwa weismachen, Menschen seien kalt, man müsse sich durchkämpfen, man dürfe sich nicht zeigen, man könne nichts daran ändern ... Alles generalisierte Überzeugungen, die zum Großteil weit zurückliegenden kindlichen Perspektiven entstammen.

So formt sich aus unserem Glaubensgebäude und der daraus resultierenden persönlichen Realität ein inneres, »sicheres« Zuhause, quasi ein »Zuhause-Gefühl«. Das ist uns zwar wohlvertraut, sein Fundament ist jedoch angesichts der vielen negativen Glaubenssätze, Ängste und Wunden eher fraglich und instabil.

Das vertraute emotionale Zuhause

Der Mensch hat nun also gelernt, sich ein »Zuhause« zu schaffen, basierend auf dem, was er im Leben erfahren und welches Selbstbild er daraus geformt hat. Ein Zuhause, das er sodann mit allen Mitteln zu beschützen versucht. Im Grunde ist das etwas Schönes – schließlich wollen wir uns alle auf dieser Welt sicher und geborgen fühlen. Nur so können wir das Leben auch in vollen Zügen genießen und uns selbst zum Ausdruck bringen.

Wollen wir uns dazu noch mal ein Beispiel ansehen, das die vielfältigen Auswirkungen eines einzigen Glaubenssatzes verdeutlicht: Wenn du den Gedanken *»Ich bin nicht gut genug«* in dir herumträgst, gibt es für diese Annahme einen guten

Grund. Vielleicht hat man (Eltern, Lehrer, Schule, Kameraden?) dir diesen Satz im Außen vermittelt. Oder du hast als Kind allgemein einen Mangel an Fürsorge oder Aufmerksamkeit erfahren, der dich diesen Glauben mehr und mehr verinnerlichen ließ. Wie auch immer: Du hast begonnen, diesen absolut verrückten Gedanken zu glauben, und damit stand er fortan gleichsam auf deiner Stirn geschrieben. Gut sichtbar für Menschen in deinem Umfeld, die dir deinen Glauben bereitwillig erfüllt beziehungsweise gespiegelt haben. Dadurch hat sich der Glaubenssatz immer tiefer in deine Seele eingegraben und deine Sicht auf dich selbst und die Welt geprägt. Doch damit nicht genug: Aufgrund des Glaubens, nie genug zu sein, hast du vielleicht begonnen, deinen Wert über deine Leistung, über dein Aussehen oder allgemein über angepasstes Verhalten zu definieren, um allen zu beweisen, dass du sehr wohl genug bist. Damit begann ein Kampf ums Überleben – abhängig von äußerer Anerkennung, getrieben von einem einzigen Gedanken, der deinen Körper in andauernde Alarmbereitschaft versetzt. Stress wurde damit zu deinem ständigen Begleiter, der zu einem erhöhten Spiegel an Kortison (beziehungsweise Adrenalin) in deinem Körper führte, und schon allein das macht süchtig genug, um dich auf körperlicher Ebene an deine eigenen Glaubenssätze zu binden. So vertraut nun das *Gefühl* des Nichtgenügens in dir wurde, so vertraut wurde die Lebensumgebung, die du dir darauf basierend geschaffen und als deine »Heimat« angenommen hast.

Dieses »Heimatgefühl« ist im Übrigen einer der gängigsten Gründe dafür, warum sich gewisse Dinge im Leben wiederholen. Beispielsweise wählt man oft genau die Partner aus, die einem auf unterbewusster Ebene bereits bekannt sind – etwa aus der Beziehung zu den Eltern. Diese Vertrautheit schenkt uns Sicherheit und das Gefühl, zu Hause angekommen zu sein. Dabei wird uns meist erst sehr viel später bewusst, dass nicht alles, was vertraut wirkt, uns zwangsläufig auch dienlich ist.

So wiederholen sich alte Geschichten, bis sie irgendwann zu einem Teufelskreislauf werden – der allerdings nicht per se als negativ zu bewerten ist. Warum? Weil wir uns im Grunde einfach jene Menschen ins Leben ziehen, mit denen wir unsere altbekannten Geschichten so lange aufführen können, bis uns etwas bewusst wird.

So verabreden sich offenbar unsere Seelen, noch bevor wir merken, dass wir verliebt sind, um uns in der Beziehung mit alten Themen zu »bedienen«. Das wiederum soll uns offenbar helfen, diese Themen zu erkennen und in Heilung zu bringen (nach Michael Lukas Moeller). Leider bemerken das die wenigsten Paare und verstricken sich später in Streits und Konflikte. In vielen Fällen entsteht Wut, die krank macht oder in die Trennung führt.

Die Brille der Kindheit durchleuchten

Um aus unserem altvertrauten inneren Zuhause herauszufinden und es auf einem neuen, gesünderen Fundament zu errichten, benötigt es vor allem Bewusstsein. Nur indem wir uns unserer eigenen, tief verwurzelten Glaubenssätze, Emotionen und Verhaltenstendenzen bewusst werden, können wir sie auch zu wandeln beginnen. Dazu ist es ungemein hilfreich, im Alltag ab und an innezuhalten und bewusst einen Schritt zurückzutreten, um eine gesunde, neutrale Distanz zu dem Wirrwarr aus Gedanken, Emotionen, Handlungen und Projektionen zu schaffen.

Stell dir hierzu deine tagtäglichen Erlebnisse und Wahrnehmungen als Brille vor. Die Brillengläser sind getönt von alten Erfahrungen, kindlichem Schmerz und ungeliebten Gefühlen. Solange wir diese Brille nicht zwischendurch abnehmen, halten wir all das, was wir sehen, für die objektive Realität und ziehen immer wieder genau jene Menschen, Situationen und Erfahrungen ins Leben, die unseren eigenen inneren Bildern und Glaubenssätzen entsprechen. Nicht also, weil das Schicksal es so will, sondern weil wir unterbewusst alles daran setzen, unser eigenes Selbstbild zu bestätigen und aufrechtzuerhalten, um ja nicht unseren persönlichen Schatten zu begegnen. In diesem Muster finden wir einerseits enorme (scheinbare) Sicherheit, andererseits auch einen der Hauptgründe, warum Menschen am Altbekannten festhalten und damit sich selbst gefangen halten: die Angst vor Veränderung, vor dem Neuen und vor dem Unbekannten – frei nach dem Motto *»Lieber ein bekannter Konflikt als eine unbekannte Lösung«*. Oder wie eine Freundin kürzlich sagte:

⊙ **»Bleib mir weg mit deiner Lösung, sie könnte mein Problem gefährden ...«**

Die tolle Nachricht für all jene, die bereit sind, ihre Freiheit wieder zu beanspruchen: Glaubenssätze sind keine Fakten – sie sind erlernt. Und was gelernt wurde, kann auch wieder *ver*-lernt und neu gestaltet werden. Wie bereits erwähnt, besteht der erste Schritt darin, sich seiner eigenen Glaubenssätze bewusst zu werden. Oft erkennen wir sie etwa in der Art und Weise, wie wir mit uns selber sprechen, oder auch durch Herausforderungen, die uns immer wieder auf die gleiche oder ähnliche Weise im Leben begegnen.

Unerwünschte Wiederholungen
sind Wegweiser.
(Carl Gustav Jung)

Als hilfreiche Schlüssel, um zu entdecken, welche Programme im Inneren wirken, dienen Fragen wie:

- *Was glaube ich über mich selbst?*
- *Welche Sätze höre ich innerlich?*
- *Wie gehe ich mit mir selbst um, wenn etwas schiefgeht?*
- *Welche Situationen erlebe ich immer wieder auf ähnliche Weise?*
- *Inwiefern trage ich mit meinem eigenen Verhalten zu unerwünschten Erfahrungen bei?*

Wer beispielsweise bei der Arbeit immer wieder herabgewürdigt und kritisiert wird, fragt sich: *»Wo tue ich das selbst (wo tue ich mir das selbst an) – und warum?«*

Im nächsten Schritt geht es nun darum, die Brille der Kindheit gründlich zu »putzen« und zu durchleuchten und die eigenen Überzeugungen nicht mehr als Wahrheit zu betrachten, sondern als Geschichten. Geschichten über sich selbst und das Leben, die zu irgendeinem Zeitpunkt im Leben übernommen und internalisiert wurden, weil es die Betroffenen nicht besser wussten. Selbst wenn wir noch nicht genau verstehen, woher diese Sätze stammen oder was genau ihre Ursache ist, können wir uns in jedem Moment entscheiden, unsere alten Geschichten Schritt für Schritt umzuschreiben und neue Gedanken zu wählen. Gedanken, die uns nicht länger begrenzen und kleinhalten, sondern die uns stärken, uns wachsen und frei entfalten lassen. So werden wir Schritt für Schritt auf unserem Heilungsweg geführt, auf dem uns in jedem Moment genau das bewusst gemacht wird, was hier und jetzt von Bedeutung ist.

Warum Verstehen nicht reicht

Sind wir uns nun eines Glaubenssatzes bewusst geworden (1. Schritt: Bewusstwerdung) und haben uns dazu entschlossen, ihn umzuschreiben (2. Schritt: Entscheidung), gibt es viele Wege und Möglichkeiten, wie wir mit Glaubenssätzen arbeiten. Dabei gilt es grundsätzlich zu beachten:

Glaubenssätze löst man nicht durch Nachdenken!
(Team Momanda)

Ja, ich weiß, das ist für viele von uns – die wir von Kindheit an darauf trainiert wurden, unseren Verstand zu benutzen – oft gar nicht so leicht umzusetzen. Der Mensch möchte schließlich gerne verstehen, warum gewisse Dinge passiert sind, weshalb man sich in der aktuellen Lage befindet oder wie es überhaupt dazu kommen konnte, dass wir diesen oder jenen negativen Glaubenssatz entwickelt haben und ihn so lange treu befolgt haben. Ja, allein die Frage, wie es ein einziger Gedanke(!) schaffen kann, unser gesamtes Leben zu steuern, kann weit in die Tiefen der menschlichen Psyche führen.

Fragen über Fragen – ehrlich gesagt, ich kenne sie allzu gut. Ich möchte die Dinge auch immer gerne zuerst begreifen (und ich hoffe, mit diesem Buch wichtige Informationen zu liefern, die dein Verständnis erweitern). Allerdings kann ich nach all den Jahrzehnten meiner ärztlichen Tätigkeit mit absoluter Gewissheit sagen, dass das alleinige *Verstehen* noch lange keine Veränderung im Leben bewirkt. Zumindest keine nachhaltigen Veränderungen. Heute weiß ich auch, warum ...

Während wir auf bewusster Ebene bereits bestens *verstehen* mögen, dass uns ein bestimmter Glaubenssatz gar nicht wirklich dient, können sich in den Tiefen unseres Unterbewusstseins noch alle möglichen Erinnerungen und hinderlichen Quervernetzungen zu weiteren Glaubenssätzen befinden, die es unmöglich machen, neue, dienliche Glaubenssätze zu integrieren. Wie viel Raum unser Unterbewusstsein im alltäglichen Erleben einnimmt, wird in all den Forschungen deutlich, die zeigen, dass sich der Mensch nur zu 5 Prozent seiner selbst bewusst ist!

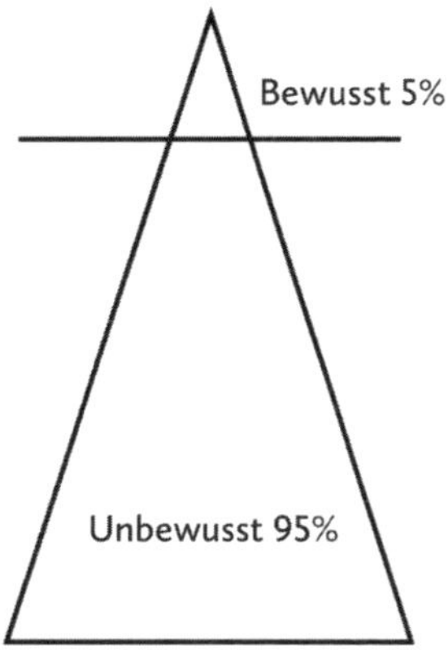

Das erklärt auch, warum so viele unserer Entscheidungen nicht bewusst, sondern aus unserem Unterbewusstsein heraus getroffen werden. Diese Aussage wird durch die verschiedensten Studien und Theorien aus den Neurowissenschaften, der Psychologie und dem Neuromarketing gestützt (siehe etwa Forschungsergebnisse von Gerald Zaltman, Harvard Business School; John-Dylan Haynes, Charité Berlin & Max-Planck-Institut; Benjamin Libet, University of California, San Francisco; António Damásio u.a.). Obwohl die genaue Prozentzahl dabei leicht variieren kann, sind sich Fachleute darin einig, dass ein Großteil unseres Verhaltens und unserer Entscheidungen tatsächlich von unbewussten Prozessen beeinflusst wird.

Unbewusst gegen bewusst – das geht in der Regel nicht so gut aus, und meistens gewinnt der Stärkere.

(Beate Strittmatter)

Was also tun?

Die Tatsache, dass ein Großteil unseres alltäglichen Erlebens vom Unterbewusstsein beeinflusst wird, macht mehr als deutlich, warum wir bei der inneren Arbeit Methoden benötigen, die wirklich in der Tiefe greifen. In der Psychotherapie werden beispielsweise Hypnose und EMDR (*Eye Movement Desensitization and Reprocessing*) eingesetzt, um Glaubenssätze sukzessive aufzudecken und in eine neue, positive Richtung zu lenken.

Wenn du die Möglichkeit hast, dir professionelle Unterstützung zu holen, mache das unbedingt! Sei es dir *wert,* dich begleiten zu lassen, wenn du merkst, dass du an deine Themen nicht alleine herankommst. Das hat nichts mit Schwäche oder Bedürftigkeit zu tun, sondern zeugt von Eigenverantwortung und Wertschätzung gegenüber deinem Heilungsweg. Außerdem beschleunigen professionelle Hilfsangebote die eigenen Prozesse enorm; sie bringen quasi den Turbo in die eigene Entwicklung, indem sie dir helfen, Unbewusstes bewusst zu machen. Denn am Ende kennen wir sie alle: die ausgeprägte Betriebsblindheit gegenüber den eigenen Schatten und Mustern.

Ich selbst sage das als Lehrende und Schülerin zugleich. Ich weiß um die Tücken eigener Glaubenssätze, kenne aber auch meine Rolle als Ärztin, in der ich meinen Patienten viel Zeit einräume, um sie beim Aufdecken und Lösen ihrer Glaubenssätze zu unterstützen. Jeder, der Patienten oder Klienten begleitet, weiß: Am Ende einer Sitzung ist immer der Patient selbst maßgeblich – und dessen Entscheidung, in Heilung zu gehen. Mit anderen Worten: Wir alle, auch du und ich, sind am Ende für unsere Gesundheit, unser Glück und unser Wohlbefinden *selbst* verantwortlich. Und weil wir uns häufig vor dieser Verantwortung drücken, führt uns das Leben auch immer wieder gezielt an unsere Grenzen. Nicht, um uns zu ärgern oder leiden zu lassen, sondern um uns wachzurütteln und in Bewegung zu bringen. Denn manchmal benötigt es ein heldenhaftes Mit-dem-Kopf-gegen-die-Wand-Rennen, damit wir endlich beginnen, uns selbst zu erforschen, die richtigen Fragen zu stellen und unsere Themen anzupacken.

Offensichtlich bist auch du bereit, den Schritt in ein freieres, erfüllteres Leben zu wagen – und zwar nicht mit Kampf und Anstrengung, sondern mit Klarheit und Achtsamkeit. Sonst würdest du nicht dieses Buch in den Händen halten und diese Zeilen lesen. Die gute Nachricht ist: Es gibt eine Methode, mit der du direkt und sofort deine negativen Glaubenssätze auflösen kannst, die dich schon so lange behindern. Ja, Heilung und Wachstum können durchaus anstrengend und mühsam sein; das liegt auch an der Tatsache, dass die Menschheit über viele Jahre und Jahrhunderte hinweg alles darangesetzt hat, Gefühle zu verdrängen, statt darin den Weg zur eigenen Wahrheit und Freiheit zu sehen. Wir dürfen also zuerst wieder lernen, dass Heilung leicht sein kann und wir hier keinen langwierigen, schweren Heilungsweg gehen müssen.

Für einen krampfhaft-kämpferisch angestrebten Weg wäre dein *Ohr* im Übrigen der absolut falsche Partner. Ja, richtig gelesen: **dein Ohr! Es bietet den Schlüssel, um selbst tief verankerte, unterbewusste Themen auf direktem Weg aufzulösen und in Heilung zu bringen.** Wie das funktioniert, ist einfach nur erstaunlich. Wahrscheinlich würde ich es selber nicht glauben, wenn mich nicht jeder Schritt auf meinem beruflichen Weg auf nahezu magische Weise dazu bewogen hätte, neben den körperlichen Symptomen die Glaubenssätze der Patienten herauszufinden und – unverzichtbar für die Therapie – auch die Ohrreflexzonen zu behandeln. Somit kann ich heute von vielen Hundert Patienten berichten, die mir all die Heilungen direkt vor Augen geführt haben.

Nachdem ich erkannt hatte, dass sich tiefliegende und fest verankerte Glaubenssätze so leicht und schnell über die Ohrreflexzonen löschen lassen, hat sich auch meine Praxisarbeit grundlegend verändert. Nach wie vor kommen meine Patientinnen und Patienten zwar vordergründig wegen körperlicher Beschwerden (Schmerz, Allergien, Migräne etc.) zu mir. Doch mit dem Unterschied, dass ein Großteil dieser teils diffusen und scheinbar unerklärlichen Beschwerden durch Löschung von negativen Glaubenssätzen in der Tiefe aufgelöst werden können. Dadurch wird verhindert, dass sich Glaubenssätze anderweitig wieder einen Weg an die Oberfläche bahnen und sich durch verschiedenste Symptome sichtbar machen.

Man kann sich so ein Symptom auch wie einen »Ablageort« für negative Gefühle – etwa Wut, Ärger oder Angst – vorstellen. Da teilt uns die Seele also mit: *»Ist in Ordnung, ich sehe, dass es aktuell zu viel für dich ist. Wir schieben das Ganze einfach in ein Symptom – so musst du nicht alles auf einmal fühlen, wirst von deinem Körper aber immer freundlich daran erinnert, dass es noch etwas gibt, das gerne gesehen werden möchte.«*

Ich ermutige Patienten auch öfter, sich für die Möglichkeit zu öffnen, dass ihr Symptom eben nicht nur physisch zu verorten ist, sondern auf tieferer Ebene ein unterdrücktes, negatives Gefühl beherbergt. Die Antwort vieler Patienten ist darauf: »Ja, aber ..., ich fühle doch gar nichts.« Ich schlage dann gerne vor, die Seele einfach »Agathe« zu nennen und sie direkt anzusprechen – in etwa so: *»Pass mal auf, Agathe, ich bin dankbar, dass du mich von unangenehmen Gefühlen fernhalten willst, doch ich bin jetzt bereit, diesen Gefühlen zu begegnen und sie zurückzunehmen.«* Ist dieser Satz einmal bewusst ausgesprochen, wird danach alles viel leichter. Gefühle wie Wut, Ärger, Angst, Schuld, Scham oder Trauer zeigen sich, bekommen Raum, und genau dann können wir auch wirklich rangehen und das jeweilige Gefühl gezielt untersuchen: *Wer oder was* *löst die Wut aus?* Vielleicht die Kollegin, die immer so laut und bunt ist und ihre Leistungen stolz präsentiert?

Es braucht tatsächlich nicht viel, um durch einfache Fragen an den Kern gewisser Themen zu gelangen und einen Glaubenssatz aufzudecken, wie ihn zum Beispiel eine meiner Patientinnen hatte; ich werde dir in Kapitel 5 (drittes Fallbeispiel: »Die Kollegin nervt«) ausführlicher davon berichten. Ihre Glaubenssätze lauteten so: *»Ich darf mich nicht zeigen. Darf nicht auf meine Leistung hinweisen. Darf nicht auf meine Leistung stolz sein. Muss mich zurückhalten.«* Die Patientin war tatsächlich sehr wütend, weil sie meinte, »etwas [bestimmte Anteile, Bedürfnisse, Wünsche, Sehnsüchte etc.] ausschließen zu müssen«. Und diese verdrängten inneren Bedürfnisse und Anteile wurden ihr massiv gespiegelt – über die Kollegin!

Im Übrigen ist dieses direkte »Vor-Augen-Führen« ein sehr freundlicher Zug unserer Seele. Sie kümmert sich um unser Ganzsein, unser Vollständigsein, und wenn wir nicht hinhören, hinsehen, hinfühlen, schickt sie uns jemanden, der uns den ausgeschlossenen Anteil zeigt – und zwar so deutlich, dass wir wütend, traurig, ängstlich etc. werden *»müssen«*. Erst dann geben wir dem Geschehen emotionale Aufmerksamkeit und schauen, inwiefern wir selbst daran beteiligt sind.

Der Körper – ein erstaunliches Speichersystem

Viele Menschen sind sich kaum dessen bewusst, dass all die Situationen, die sie als emotional herausfordernd erleben, am Ende immer mit ihnen selbst zu tun haben. Zu sehr verlieren sie sich in Schuldzuweisungen, Opferhaltungen und Projektionen, in denen sie ihre eigenen verdrängten Schatten und Bedürfnisse auf Personen richten, die scheinbar für das verantwortlich sind, was sie sich schlecht und miserabel fühlen lässt. So beißen sie sich in ihren Gefühlen fest, bis die Seele keine Lust mehr hat zu leiden und die Emotion an den Körper weiterleitet – der sie »freundlicherweise« abspeichert. Beliebte Speicherorte sind etwa die Schultern oder der untere Rücken.

- **Die Schultern** zeigen, dass etwas zu viel ist und wir uns mehr aufgeladen haben, als wir eigentlich tragen können.

- **Der untere Rücken** zeigt an, wo wir unser »Kreuz tragen«, sei es in Form von Ärger, Wut oder einem starken inneren Konflikt. Wissenschaftlich konnte gezeigt werden, dass im unteren Rücken die meisten Konflikte und Emotionen abgeladen werden.

⊙ **Auch Symptome können ein Schlüssel sein, um über die darin gelagerten Gefühle an eigene negative Glaubenssätze zu gelangen.**

· PERSÖNLICHES FALLBEISPIEL ·

Hierzu eine kurze Geschichte von mir selbst: Es war schon recht spät, ich saß an der Rezeption meiner Praxis, und es war niemand mehr da außer eine letzte Patientin, die sich um nichts in der Welt davon abhalten ließ, mir noch ungewöhnlich viele Fragen zu stellen und von ihrer Vergangenheit zu erzählen. Angesichts der Tatsache, dass sie zuvor eine Stunde Behandlungs- und Gesprächszeit gehabt hatte, empfand ich das als durchaus übergriffig, wollte aber dennoch freundlich bleiben – mit dem »Erfolg«, dass eine enorme Wut in mir aufstieg. Nicht Wut auf die Patientin, sondern auf mich selbst! Weil ich offenbar nicht in der Lage war, angemessen Grenzen zu setzen. Und plötzlich nahm ich auch noch einen stechenden Schmerz im Rücken wahr, der erst aufhörte, als die Patientin ging. Wer weiß, wohin sich dieser Schmerz oder auch die Wut verflüchtigt oder gar festgesetzt hätten, hätte ich diese Situation nicht *bewusst* durchfühlt?! So aber konnte ich meinen eigenen Anteil an der Situation klar erkennen, der mir auch noch ein deutliches Warnsignal meines Körpers bescherte – alles in allem eine ordentliche Lehre! Seitdem fällt es mir immer leichter, Menschen freundlich und respektvoll zurückzuweisen – einfach weil ich verstanden habe, dass es mir zusteht, Grenzen zu setzen. •>•>•>

Diese Anekdote zeigt, wie wichtig es ist, seine Gefühle (so unangenehm sie auch sein mögen) bewusst wahrzunehmen. Nur so können sie näher betrachtet und in Verbindung mit Glaubenssätzen gesetzt werden, die es umzuwandeln gilt. Interessant ist in diesem Zusammenhang auch, dass starke unangenehme Gefühle nicht nur häufig in ein bestimmtes Organ oder Gelenk geleitet werden, wo sie ein *neues* Symptom erzeugen, sondern dass diese Gefühle auch gerne *altbekannte* Orte aufsuchen – sprich: typische »Schwachstellen« im Körper –, um hier auf sich aufmerksam zu machen.

Vor 20 Jahren etwa hatte ich eine Sportverletzung am linken Knöchel. Obwohl der Knöchel relativ gut verheilt ist, spüre ich ihn immer noch als Allererstes, wenn ich unterbewusst etwas mit mir herumtrage. Auch großer Stress verschlechtert den Zustand des Gelenks enorm. Ich könnte diesen Knöchel nun verfluchen – oder ihn als gesegnetes Frühwarnsystem sehen, das mich immer freundlichst darauf aufmerksam macht, wann es mal wieder Grenzen zu setzen und emotionalen Ballast abzuwerfen gilt. Ich habe mich natürlich für den Segen entschieden.

Sehr spannend ist, wie die Seele ein Anliegen beziehungsweise eine Emotion oft auf direktem Weg übersetzt, sodass die Antwort auf die Frage nach körperlichen Beschwerden fast schon banal ist. Du hast beispielsweise *»die Nase voll«* von jemandem (Nebenhöhlen), oder *»es geht dir etwas an die Nieren«*. Der Volksmund hat hier tatsächlich seit Jahrhunderten recht. Wenn jemand etwa mit Schwindel zu mir kommt, schaue ich mir nicht nur die Wirbelsäule genau an und verlange bei Bedarf MRT-Untersuchungen (Kleinhirntumor erzeugt Schwindel), sondern frage den Patienten auch immer nach den Hintergründen. Um hier die direkte Konfrontation zu vermeiden, erzähle ich von meinem Freund und Kollegen, einem Psychiater aus Zürich, der seine Patienten bei Schwindel tatsächlich fragt: *»Wo schwindelt denn Ihr Leben?«*, und füge dann galant hinzu: »Stellen Sie sich das mal vor! Ich selbst würde nie wagen, jemandem mit Schwindel so eine Frage zu stellen!« Schon kommt der Patient selbst ins Nachdenken ...

Auch wenn es viel Feingefühl benötigt, um Patienten (oder auch sich selbst!) tiefer in die eigenen Themen zu führen, stelle ich erfreulicherweise fest, dass das allgemeine Bewusstsein und Interesse für die tieferliegenden Zusammenhänge zwischen Körper, Geist und Seele bei den Menschen wächst. Dieser zunehmenden Offenheit haben wir es wohl auch zu verdanken, dass uns mittlerweile eine Fülle an Möglichkeiten zur Verfügung steht, die uns hilft, eigene Blockaden zu lösen und unsere Freiheit und Lebendigkeit Schritt für Schritt zurückzuerobern. Das wiederum zeigt meines Erachtens ganz klar, dass unsere gesellschaftliche Entwicklung gut ist. Trotz – oder gerade *wegen* – all der Herausforderungen, die uns umso mehr dazu anregen, umzudenken und neue Wege zu erschließen. Wege, die den Menschen im höchsten Sinne heilen und wachsen lassen.

Aus Alt mach Neu – der Übergang

Einer dieser Wege, auf dem wir uns selbst in die Freiheit entlassen, ist *NeuroReset*. Eine einfache Methode zur Lösung körperlicher, emotionaler und mentaler Blockaden, deren Hintergründe, Wirkmechanismen und Anwendung ich dir im nächsten Kapitel genauer erklären werde. Zuvor möchte ich dir von einem Fallbeispiel aus meiner Praxis erzählen, das die Wirkung und Schnelligkeit der Methode verdeutlicht.

· FALL AUS DER PRAXIS ·

Unter Ausgrenzung leiden

Eine junge Frau kam eines Tages zu mir in die Praxis und beklagte sich, dass sie von ihrem sozialen Umfeld ständig ausgegrenzt und nicht beachtet werde. Und dabei sei sie doch immer so hilfsbereit, tue viel für andere und höre sich all die Kummergeschichten ihrer Freunde an. Sie verstehe das einfach nicht. Sie habe sogar ihre Anstrengungen verdoppelt und versucht, es noch besser zu machen, was sie bis in die Erschöpfung trieb und auch auf körperlicher Ebene Symptome verursachte, die sie letztlich zu mir in die Praxis führten.

Ich denke, das hier beschriebene Problem kennen viele von uns zu gut: Die junge Frau war der Meinung, sie müsse viel geben, um etwas zurückzubekommen. Außerdem war sie der Meinung, man müsse sich anstrengen, um geliebt zu werden, und sich diese Liebe verdienen – sprich: erarbeiten. Kurzum: Hier lag ein blockierter Fluss von Geben und Nehmen vor, in dem Liebe keine Chance hat, frei zu fließen, weil sie an allerlei Bedingungen geknüpft wird, die in den folgenden Glaubenssätzen mehr als deutlich zum Ausdruck kommen:

- *»Um geliebt zu werden, muss ich zuerst geben.«*
- *»Liebe muss man sich verdienen.«*
- *»Geliebt wird man nur, wenn ...«*
- *»Um dazuzugehören, muss ich mich anstrengen.«*
- *»Ich bin nicht wichtig/bin nicht gut genug/bin es nicht wert, gesehen/gehört/wertgeschätzt/eingeladen/beachtet zu werden.«*

All diese Glaubenssätze wirkten wie Viren auf der Festplatte der Patientin, was ihre sozialen Interaktionen auf vielfältigste Weise behinderte. Ich ließ die junge Frau daher neue, positive Sätze sagen wie:

- *»Ich darf dazugehören.«*
- *»Ich bin gut so, wie ich bin.«*
- *»Ich bin gut genug.«*
- *»Ich muss nichts tun, um geliebt zu werden.«*
- *»Meine Meinung ist wertvoll und wichtig.«*
- *»Ich bin es wert, gesehen werden.«*
- *»Ich bin bereit, mich zu zeigen.«*

Über die Ohrreflexzonen konnte ich nun feststellen, dass die junge Frau bei all diesen Sätzen vom Gegenteil überzeugt war. Ich setzte den Laser also an die elektrisch aktiven Punkte am Ohr und konnte auf diese Weise die alten, negativen Glaubenssätze löschen, wo auch immer sie in der Vergangenheit entstanden waren.

Zur zweiten Sitzung kam die Patientin bereits mit einem breiten Strahlen: Alles hatte sich verändert – alles! Sie gehörte plötzlich dazu, ihre Meinung im Reitstall wurde gehört, sie wurde von ihren Freunden eingeladen, wurde einbezogen und wertgeschätzt. Solche Erlebnisse festigen das Selbstvertrauen und den Selbstwert natürlich enorm. Denn es werden nicht mehr die alten Geschichten, basierend auf den überholten Glaubenssätzen, geschrieben, sondern es kommt zur Umkehrung des bisherigen Dramas in die natürliche Erwartung und Annahme dessen, dass jederzeit *neue, positive* Erfahrungen gemacht werden können, die auch in der Zukunft so bleiben werden.

Interessanterweise sticht bei den Glaubenssätzen, die ich bei der jungen Frau abgefragt habe, ein Satz besonders in den Blick: *»Ich bin bereit, mich zu zeigen.«* Hierauf gab ihr Gehirn erst einmal ein klares NEIN als Antwort – was die Frage aufwirft: *Wie, bitte schön, soll man gesehen werden (was sich die junge Frau ja so sehr wünschte), wenn man es eigentlich gar nicht will, wenn man diesen Wunsch also offensichtlich unterbewusst sabotiert?* Es muss also ein Glaubenssatz und eine tieferliegende Angst dahinterstecken, die den bewussten Wunsch auf unterbewusster Ebene behindern. Dadurch kommt es zu einem regelrechten Kampf zwischen bewussten und unterbewussten Wünschen. Völlig verrückt, oder? Zumal sich der stärkere Wunsch am Ende immer (ja, immer!) durchsetzt. Das bedeutet: Solange uns unsere Angst und die daran gekoppelten Glaubenssätze nicht bewusst sind, obliegt ihnen alle Macht, unser Leben zu steuern. •>•>•>

Das erklärt auch, warum oft alles Meditieren, Affirmieren und Manifestieren nichts bringt, da doch auf unterbewusster Ebene ein Glaubenssatz besteht, der der Erfüllung eines Wunsches im Weg steht. Statt sich nun aber für das ausbleibende Glück zu verurteilen und zu denken, man habe es einfach nicht verdient, ein erfülltes Leben zu führen, müssen wir uns auf die Suche nach all den unbewussten Regeln, Verboten und ungeschriebenen Gesetzen machen, die das eigene Glück blockieren. Wer beispielsweise von klein auf von seiner Familie den Gedanken verinnerlicht hat: *»Wir halten uns zurück,* *wir fallen nicht auf, wir bleiben im Hintergrund«,* der würde es einfach immer weiter so tun, wie von der Familie gefordert: sich zurückzuhalten, nicht aufzufallen.

Das sind die Familiengesetze, die wir verinnerlicht haben – um dazuzugehören! Und so schließen wir das Lebendige, das Bunte, das Farbige so lange aus, bis die Seele uns „erinnert", dass auch dieser Anteil zu uns gehört.

Meist geschieht das zuerst über Menschen, die uns mit ihrer Lebendigkeit und Buntheit ärgern (auch wenn wir sie gar nicht kennen). Wenn das nicht reicht, um zu erkennen, dass wir etwas ausschließen und es besser wieder integrieren sollten, dann macht die Seele, die es gut mit uns meint, es noch einen Schritt intensiver: Wir verlieben uns in jemanden, der uns unser eigenes Thema quasi nachträgt.

Wir sind jetzt fasziniert, fühlen uns „ganz" und schweben in Seligkeit – solange, bis wir uns erinnern, dass „wir eigentlich nicht laut sind". Dann beginnt die Zerrissenheit zwischen den Familiengesetzen von früher und der Lebendigkeit, mit der wir konfrontiert sind.

Und wenn wir dann immer noch nicht verstehen, dass es hier etwas für uns zu integrieren gilt, das wir ausgeschlossen haben, dann hilft nur noch eine Begegnung mit jemandem, der es uns sagt – oder eben genau dieses Buch, das du in der Hand hältst. Siehe dazu mehr im Kapitel 5 („Dein Schatten – Wer darfst du sein und was darfst du haben?")

Nimm den Fuß von der Tür –
dann kommst du auch durch!

(Beate Strittmatter)

Im nächsten Kapitel zeige ich dir, was es mit den Ohrreflexzonen genau auf sich hat und wie du über sie den ganzen Körper erreichen kannst – sowohl im diagnostischen als auch im therapeutischen Sinne –, um selbst jene Blockaden aufzulösen, die dich womöglich schon dein ganzes Leben lang kleinhalten. Denn wie ich mit meinen Patienten arbeite, das kannst auch du bei dir zu Hause tun. Und sollte jetzt in dir ein Gedanke hochkommen wie: *»Das kann ja nicht so einfach gehen«*, dann sage ich dir ganz deutlich: *Doch, es kann!*

Gerade in herausfordernden Momenten solltest du keine Schuld im Außen und bei anderen Menschen suchen, sondern dich neugierig für die Probleme und Herausforderungen (sprich: Wachstumschancen) auf deinem Weg öffnen und ein Interesse für die tieferliegenden Dynamiken in deinem Leben entwickeln.

Klar, es braucht Überwindung, sich seinen eigenen Schatten, verdrängten Gefühlen und Glaubenssätzen bewusst zu stellen. Oft wäre es sehr viel leichter, die Verantwortung einfach von sich zu weisen und irgendetwas oder irgendjemanden im Außen für das eigene Unwohlsein verantwortlich zu machen, um bloß nicht fühlen und wahrnehmen zu müssen, was man so gekonnt all die Jahre verdrängt hat. Doch obwohl dich Projektionen, Verdrängung und Ablenkung in schwierigen Situationen für einen kurzen Moment erleichtern mögen, werden sie dich auf lange Sicht leiden lassen – sei es in Form von psychischem oder auch physischem Leid (das sich immer Wege suchen wird, um auf sich aufmerksam zu machen). Betrachte das Leben daher vielmehr so: Jede »negative« Erfahrung schenkt dir die Chance, dir deiner verdrängten Gefühle und Glaubenssätze bewusst zu werden, die immer nur so lange Macht über dich haben, wie sie in deinem Unterbewusstsein begraben liegen. Mit jedem Erlebnis, das dich triggert und emotional herausfordert, erhältst du also das wundervolle

Geschenk, dich selbst zu befreien – von alten, negativen Gedanken, Gefühlen und Verhaltensweisen, die dich sonst ein Leben lang weiter begrenzt hätten.

Aus dieser Perspektive heraus wirst du auch immer besser verstehen, dass tatsächlich alles (ja, alles!) in deinem Leben immer *für* dich geschieht. In Wahrheit gibt es gar nicht wirklich eine »negative« Erfahrung, weil selbst die dunkelsten Momente stets dazu dienen, dich von altem Schmerz, von Ängsten und Illusionen zu befreien, denen du bislang noch unterliegst. Dieses Bewusstsein ist pure Selbstermächtigung: Du erhebst dich selbst in eine Position, in der du wieder die Zügel in der Hand hältst, um dein Leben in komplett neue Bahnen zu lenken. Und ich verspreche dir: Von dieser Position aus wird sehr vieles sehr schnell sehr viel leichter!

Diese vertrauensvolle Sicht aufs Leben stellt natürlich so manches Denken grundlegend auf den Kopf. Sie beschönigt nicht, sie verurteilt nicht, sie vermeidet nicht. Sie sieht einfach nur, *was ist,* und nimmt es an. In dieser radikalen Akzeptanz lösen sich jegliche Widerstände gegen das Leben auf, weil du dich bewusst für den Moment öffnest – egal, wie er sich hier und jetzt zeigen mag. Das bedeutet nicht, dass du dich allem ergeben und alles tolerieren musst. Im Gegenteil: Diese innere Öffnung und Annahme ermöglicht es dir überhaupt erst, das zu verändern, was du verändern möchtest, und jene Schritte zu gehen, die du gehen willst. Schritte der Veränderung, die nun nicht mehr durch Angst, Kontrolle und Mangel motiviert sind, sondern die *herzgeführt* und *im Einklang* mit deinem Verstand erfolgen. Damit gehst du nicht mehr irgendeinen Weg, sondern *deinen* Weg – geboren aus der Bereitschaft, dich selbst zu befreien und unter all den Schichten von alten Glaubenssätzen und Erinnerungen jene Wahrheit hervorzuholen, die du *wirklich bist.*

In diesem Sinne wünsche ich dir, dass du jede Chance auf deinem Weg nutzt, um über deine Grenzen hinauszuwachsen. Sodass du mehr und mehr erkennst, wie wundervoll, einzigartig, talentiert und liebenswert du bist. Ich wünsche dir dafür die Bereitschaft, den Mut und die Offenheit im Geiste, dich selbst mehr und mehr zu verwirklichen und deine Ideen, Gaben und Visionen in die Tat umzusetzen – in dem tiefen Wissen und im Vertrauen, dass jeder Umweg, jedes Hindernis und jede Sackgasse lediglich dazu dient, dich selbst zu befreien und der Verwirklichung deiner Träume näher zu kommen. Am Ende gehst du als Held oder Heldin deiner Geschichte hervor: Du hast das »Abenteuer Leben« *bewusst* gelebt und angenommen, weil deine Seele genau wusste:

> **Dem Helden in Märchen winkt immer die Prinzessin oder ein Schatz oder das Königreich, aber vorher hat er ein Abenteuer zu bestehen oder den Drachen zu besiegen …**
> **Und genauso ist es bei uns.**

Masterclass

Spürst du beim Lesen Resonanz, und willst du alten, unbewussten Überzeugungen noch unmittelbarer auf die Spur kommen? Reines Nachdenken reicht oft nicht, um sie wirklich zu lösen. Darum gibt es meine kostenfreie Masterclass: Ich zeige dir, wie du über die Ohrreflexzonen eine direkte Verbindung zu deinem Unterbewusstsein herstellst. Wir machen eine wirksame Übung: Du spürst sofort, wie dein Körper auf bestimmte Gedanken reagiert und wo druckempfindliche Punkte am Ohr Blockaden anzeigen. Mit sanfter Berührung erfährst du, wie sich etwas löst, leichter und freier wird.

Dazu bekommst du die wissenschaftlich fundierten Hintergründe, warum der Körper nicht lügt und dir die klarsten Antworten gibt.

Infos & Anmeldung: neuroreset.io – oder QR-Code scannen.

Scan Me

KAPITEL 2

DIE SACHE MIT DEM OHR

Dein Körper hört alles, was dein Geist sagt.
(Naomi Judd)

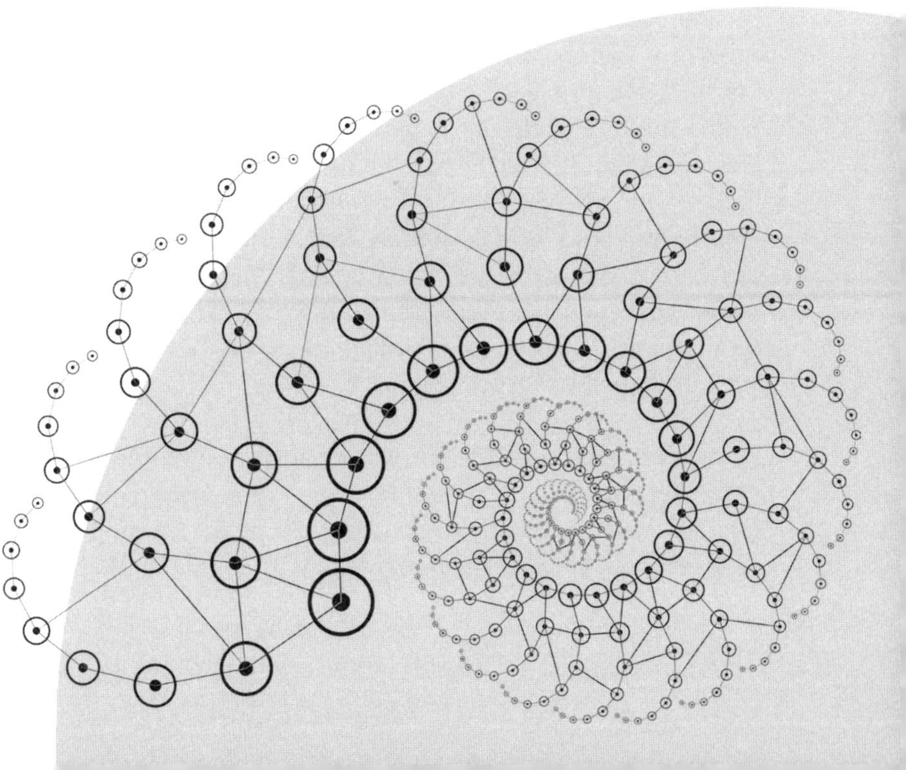

Dein Ohr ist ein Phänomen. Nicht nur, weil es deinen gesamten Körper holografisch abbildet, sondern auch, weil die von hier ausgehenden Nervenbahnen direkt ins Gehirn reichen. Damit hältst du einen einzigartigen Schlüssel in der Hand: Er ermöglicht dir auf allen Ebenen Zugang zu deiner Innenwelt, um dein gesamtes System in Einklang zu bringen – körperlich, emotional, mental und seelisch.

Die Reflexzonen am Ohr bilden den Körper in Miniaturform ab – ähnlich einem auf dem Kopf stehenden Embryo. Solche »Landkarten« gibt es übrigens auch an anderen Körperstellen: an den Händen und Füßen, an der Stirn, am Schlüsselbein, an der Vagina und im Mundraum. Es ist ein Rätsel, warum der Schöpfer unseren Körper an verschiedenen Stellen nochmals so präzise abgebildet hat. Doch nimmt gerade das Ohr eine besondere Stellung ein, weil die von hier ausgehenden Nerven direkten Zugang zum Gehirn und zum Körper eröffnen.

Dass ein gesetzter Reiz am Ohr tatsächlich das entsprechende Areal im Gehirn aufleuchten lässt, konnte mittels moderner bildgebender Verfahren (MRT) gezeigt werden. Bekannt wurde dieses Prinzip durch den französischen Arzt Paul Nogier, der in den 1950er-Jahren feststellte, dass bestimmte Stellen am Ohr bei bestimmten Erkrankungen besonders druckempfindlich sind. Er entwickelte daraus die erste »Landkarte des Ohrs«, die bis heute die Grundlage der Ohrakupunktur bildet. Später wurde seine Arbeit von Prof. Frank R. Bahr weiterentwickelt, sodass die Ohrakupunktur heute weltweit gelehrt und angewandt wird.

Immer wenn Beschwerden im Körper auftreten – zum Beispiel Arthrose, Bauchschmerz oder Migräne –, erscheinen diese am Ohr als sogenannte »elektrisch aktive Punkte«: Sie sind nicht nur elektrisch verändert, sondern auch druckschmerzhaft.

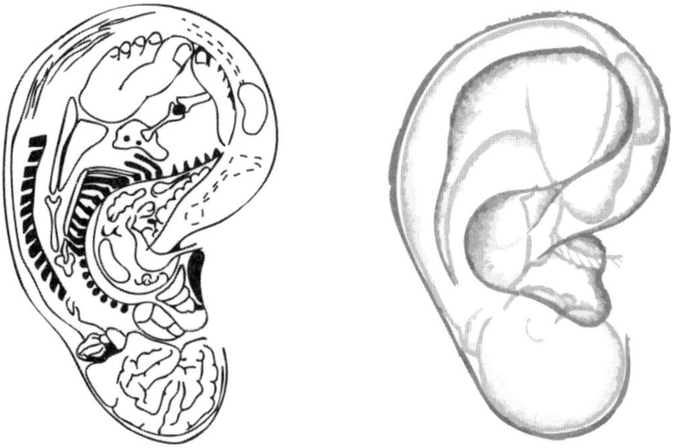

Reflexzonen am Ohr nach P. Nogier

Ärzte und Therapeuten nutzen ein Punktsuchgerät, um die elektrisch aktiven Punkte zu finden und dann zu stimulieren: entweder mit Nadeln oder Magnetkügelchen oder – noch besser, da schmerzfrei – mit dem Laser. Ein ganz gesunder Mensch hat keine elektrisch veränderten Punkte am Ohr.

⊙ **Nur gestörte Strukturen zeigen sich am Ohr als elektrisch aktive Punkte.**

Die Ohrakupunktur wird seit Jahrzehnten erfolgreich bei Schmerzen, Stress, Schlafproblemen, innerer Unruhe oder auch zur Unterstützung bei der Nikotinentwöhnung eingesetzt. Sie ist gut verträglich, gilt bei fachgerechter Durchführung als risikoarm und bietet nicht nur eine sinnvolle Ergänzung zu anderen Therapien, sondern oft sogar die entscheidende Lösung bei einem Problem, das bisher schulmedizinisch nicht zu lösen war. Über die Ohren lässt sich mittels gezielter Fragen herausfinden, was dem Menschen fehlt:

- *Ist zum Beispiel der Rückenpunkt aktiv, weil tatsächlich ein körperlicher Schmerz vorliegt?*
- *Oder hat der Patient Rückenschmerzen aufgrund einer dahintersteckenden Depression?*
- *Ist der Rückenschmerz der Grund für seine depressive Verstimmung?*
- *Hat der Patient wirklich Knieschmerz? (Dann würde sich dies als aktiver Kniepunkt zeigen.) Oder ist der Knieschmerz das erste Zeichen für eine Hüftarthrose? (Dann würde man einen aktiven Hüftpunkt, aber keinen Kniepunkt finden.)*

Das Ohr macht damit auf einzigartige Weise sichtbar, wo die Wurzel eines Problems begraben liegt, und fordert dazu auf, sowohl physische als auch psychische und emotionale Einflussfaktoren bei der Betrachtung und Behandlung von Beschwerden mit einzubeziehen. Dabei gilt grundsätzlich: Fehlt dem Menschen nichts und ist er völlig gesund, zeigen sich auch keine aktiven Punkte am Ohr.

Behandlung mit Ohrakupunktur – ein typischer Ablauf

1. Erstgespräch (Anamnese): Zu Beginn der Sitzung führt die Therapeutin oder der Therapeut ein Gespräch mit dir. Dabei werden deine aktuellen Beschwerden, dein Gesundheitszustand und gegebenenfalls auch deine Lebensgewohnheiten besprochen. Diese Informationen helfen später dabei, die passenden Punkte am Ohr gezielt zu bestimmen.

2. Untersuchung des Ohrs: Im Anschluss wird das Ohr genau angesehen und mittels spezieller Geräte auf aktive Punkte hin untersucht. Diese Punkte können auf körperliche oder seelische Belastungen hinweisen und dienen als Grundlage für die weitere Behandlung.

3. Setzen der Nadeln oder Kügelchen: Nun erfolgt die eigentliche Behandlung. Entweder platziert die Therapeutin oder der Therapeut feine Nadeln an die ausgewählten Punkte des Ohrs. Oder die Punkte werden so lange mittels Laser bestrahlt, bis sie elektrisch nicht mehr nachweisbar sind. Du liegst hierbei ruhig und entspannt auf einer Liege. Manche empfinden während der Behandlung ein leichtes Kribbeln oder Wärmegefühl – das ist völlig normal. Ergänzend werden oft winzige Magnetkügelchen oder Pflaster mit Samenkörnern auf die Punkte geklebt. Diese verbleiben über mehrere Tage auf dem Ohr, sodass die Punkte zwischendurch durch leichten Druck zusätzlich stimuliert werden können.

4. Abschluss der Sitzung: Nach der Einwirkzeit werden die Nadeln wieder entfernt. Bei Dauerkügelchen erhältst du in der Regel Hinweise, wie du die Wirkung zu Hause durch sanftes Drücken unterstützen kannst.

5. Behandlungsverlauf: Je nach Beschwerdebild sind manchmal mehrere Behandlungen erforderlich. Häufig wird die Ohrakupunktur auch mit anderen Methoden kombiniert, beispielsweise mit Körperakupunktur, Entspannungsübungen oder Gesprächstherapie.

6. Qualität der Behandlung: Wichtig ist, dass die Behandlung von einer erfahrenen Fachkraft durchgeführt wird – idealerweise mit entsprechender Ausbildung in Akupunktur oder Naturheilkunde.

Zur Wissenschaftlichkeit der Ohrakupunktur

Die Wirksamkeit der Ohrakupunktur ist gut dokumentiert. Eine einfache Suche in der weltweit größten medizinischen Datenbank *PubMed* ergibt über 30.000 Treffer zum Stichwort *»acupuncture«* und mehr als 1000 Treffer speziell zu *»auricular acupuncture«*. Diese Studien decken ein breites Spektrum ab: von Schmerzbehandlung über neurologische Erkrankungen und Schlafstörungen bis hin zu psychischer Gesundheit, Stressreduktion, Burn-out, Fertilität u.v.m. (Alimi et al., 2018; Santos et al., 2022; Zhao et al., 2015; Öztürk & Öztekin, 2022; Medeiros et al., 2022; Tischer, 2019; Rabischong & Terral, 2014; Carstens-Stiftung, 2021; Yase-Institut, 2021; DRKS, 2022).

Besonders wegweisend war die Arbeit des Pariser Arztes David Alimi. Sein funktionelles MRT-Experiment galt als Meilenstein, weil es erstmals wissenschaftlich nachwies, dass Ohrpunkte tatsächlich spezifische Gehirnareale ansprechen. Alimi stach bei Probanden Nadeln in die Daumen-Reflexzone am Ohr und zeigte im fMRT: Der Reiz wurde exakt in jener Hirnregion aktiv, in der der Daumen selbst repräsentiert ist. Damit war klar, dass die Ohrakupunktur weit mehr ist als »nur« Erfahrungsheilkunde; sie basiert auf nachweisbaren neurophysiologischen Verbindungen zwischen Ohr und Gehirn (Alimi et al., 2002).

Die Neurologie am Ohr

Die Neurologie spielt eine zentrale Rolle bei der Arbeit mit den Ohrreflexzonen. Denn das Ohr bildet nicht nur einzelne Organe und Körperteile ab, sondern auch komplexe Strukturen des Nervensystems. Dadurch erhalten wir über das Ohr einen direkten Zugang zu Gehirnbereichen, die für die Steuerung von Körperfunktionen, Emotionen und Wahrnehmung entscheidend sind. In der folgenden Abbildung siehst du die gesamte Neurologie abgebildet:

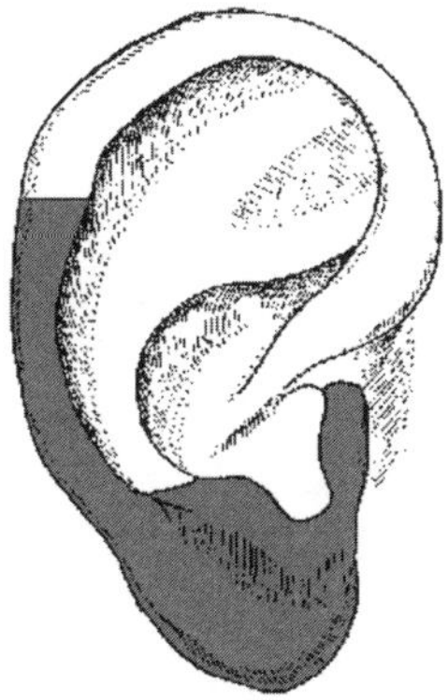

Die gesamte Neurologie am Ohr
(siehe auch Beate Strittmatter: Taschenatlas Ohrakupunktur nach Nogier/Bahr. 7. Aufl. Stuttgart: Thieme, 2023)

a) Der Tragus und der Balken (Corpus callosum)

Ein besonders interessantes Areal befindet sich am **Tragus,** einem kleinen, knorpeligen Vorsprung am Eingang des Gehörgangs. Hier spiegelt sich der sogenannte **Balken** (Corpus callosum) wider, eine Nervenstruktur, die beide Hirnhälften miteinander verbindet. Über ihn verlaufen quer die **Kommissurenbahnen,** die gleiche Regionen der linken und rechten Hemisphäre miteinander verknüpfen (zum Beispiel linkes & rechtes Sehzentrum und linke & rechte Bewegungssteuerung der beidseitigen Körperteile). Dieser »Datenautobahn« verdanken wir es, dass Sinnesreize, Bewegungen und Wahrnehmungen zwischen beiden Hirnhälften koordiniert werden.

Am Ohr bedeutet das: An der Stelle des Tragus ist der gesamte Körper noch einmal in Miniaturform abgebildet – zusätzlich zu seiner ohnehin bestehenden Abbildung am Ohr. Für die Praxis eröffnet das spannende Möglichkeiten: Wer hier nach druckschmerzhaften Punkten tastet, kann Hinweise auf Störungen im gesamten Körpersystem erhalten. Besonders bei *Gelenkschmerzen* lässt sich dieses Areal nutzen, um über kleine Druckpunkte den betroffenen Bereich zu finden und zu behandeln.

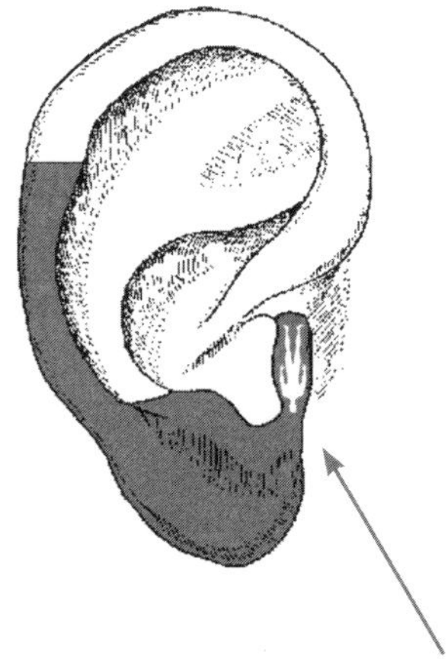

Der Tragus am Ohr inklusive Ganzkörperrepräsentation

b) Der Grenzstrang – das Autobahnnetz des Sympathikus

Ein weiteres wichtiges Areal ist die Abbildung des Grenzstrangs. Im Körper liegt dieser Nervenstrang beidseits neben der Wirbelsäule und steht in enger Verbindung mit dem Rückenmark. Er ist das »Autobahnnetz« des Sympathikus – jenes Teils des Nervensystems, der blitzschnelle, automatische Reaktionen steuert, vor allem in Stresssituationen. Über den Grenzstrang sind zahlreiche Organe miteinander verbunden. Deshalb kann Stress im Unterleib auch Rückenschmerzen verursachen oder eine Blockade in der Brustwirbelsäule Herzrhythmusstörungen begünstigen. Volksweisheiten wie *»Etwas geht mir an die Nieren«, »Mir läuft die Galle über«* oder *»Es bricht mir das Herz«* beschreiben genau dieses Zusammenspiel von Emotion und Organ.

⊙ **Jeder Stress, jeder Ärger, jeder Schock, jedes Trauma läuft über den Grenzstrang!**

Am Ohr befindet sich die Abbildung des Grenzstrangs an der Übergangsstelle zwischen unterer und oberer Ohrmuschel. Mit einem einfachen Hilfsmittel – etwa dem Drücker/oberen Schaftende eines Kugelschreibers – lassen sich hier schmerzhafte Punkte ertasten. Sie zeigen, dass Emotionen oder Belastungen im System »festhängen«. In der Arbeit mit Glaubenssätzen und inneren Blockaden sollte dieser Bereich daher nie übergangen werden.

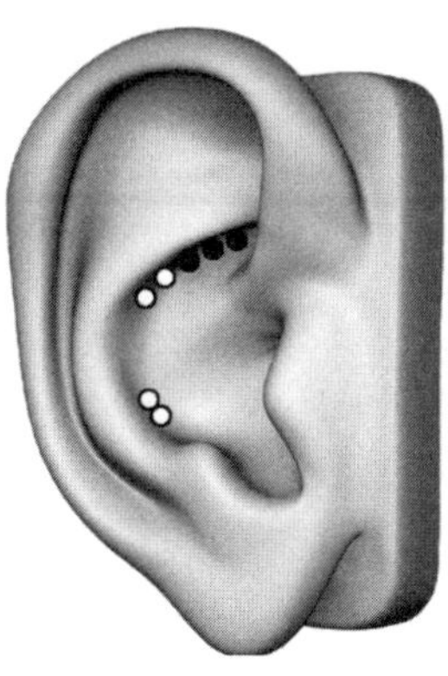

Der Grenzstrang am Ohr

c) Der Hypothalamus – Steuerzentrale des autonomen Nervensystems

Eine weitere Schlüsselstruktur ist der Hypothalamus, der im Bereich des Antitragus repräsentiert ist. Der Hypothalamus gehört zum autonomen Nervensystem und steuert viele Prozesse, die unserem bewussten Zugriff entzogen sind. Dazu zählen Blutdruck, Schlaf, Appetit, Hormonhaushalt, Sexualität, Schweißsekretion und das gesamte vegetative Gleichgewicht. Er ist damit eine der wichtigsten Schaltstellen für unser körperliches und seelisches Wohlbefinden. Schon durch sanfte Massage dieser Region am Ohr lassen sich Stressreaktionen herunterfahren, innere Ruhe fördern und homöostatische Prozesse, wie etwa der Blutdruck, unterstützen. Der Vorteil: Die Ohren – und diese »Notfalltaste« – hat man immer dabei!

⊙ Der Hypothalamus ist das Zentrum aller wesentlichen homöostatischen (autonomen) Prozesse im Körper!

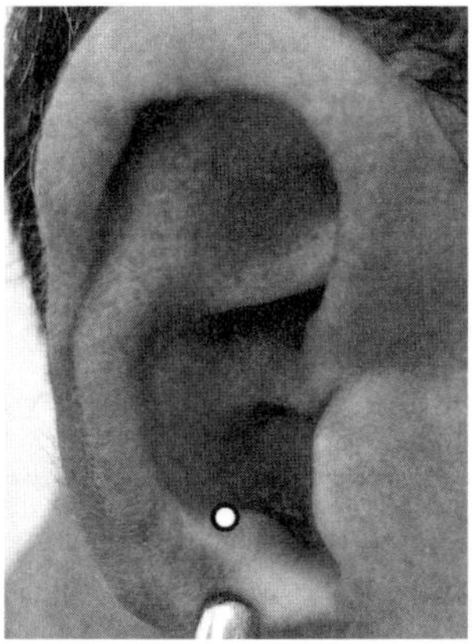

Der Hypothalamus am Ohr

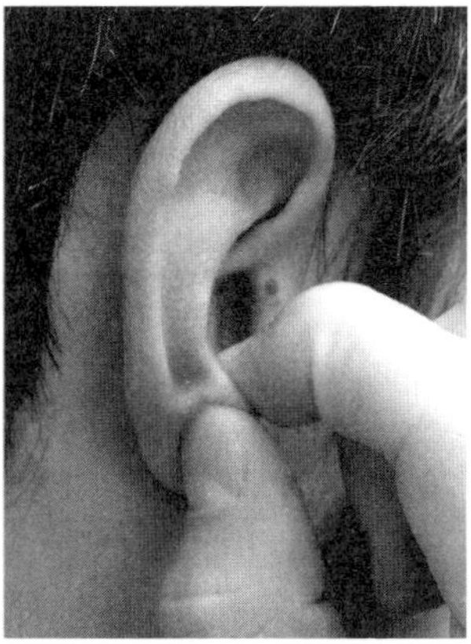

Massage Hypothalamus (innen) und limbisches System (aussen)

Du siehst: Am Ohr sind nicht nur einzelne Organe abgebildet, sondern auch zentrale neurologische Strukturen: der Tragus als Abbild des Corpus callosum, der Grenzstrang als Schaltstelle des Sympathikus und der Hypothalamus als Steuerzentrale des autonomen Nervensystems. In allen dreien können sich sowohl körperliche Beschwerden als auch emotionale Belastungen widerspiegeln – einschließlich traumatischer Erfahrungen, von denen gerade der Grenzstrang häufig betroffen ist. Durch gezielte Arbeit an diesen Punkten lassen sich damit nicht nur alte Glaubenssätze, sondern auch Emotionen aus den Körperzellen lösen, sodass das gesamte System wieder in seine Balance zurückkommt.

Und was hat das alles mit negativen Glaubenssätzen zu tun?

Zunächst ist wichtig zu verstehen, dass alle Erinnerungen netzwerkartig im Gehirn verteilt sind. Sie entstehen durch das Zusammenspiel vieler Areale, wie etwa dem Hippocampus, der Amygdala, dem Präfrontalen Cortex, den Temporallappen, dem Kleinhirn und den Basalganglien. Selbst einfachste Erinnerungen sind in komplexe neuronale Muster eingebettet, die gleichzeitig verschiedene Aspekte enthalten – zum Beispiel Ort, Zeit, Gefühl, Gedanken, Sinneseindrücke sowie Bewegungen und kinästhetische Wahrnehmungen. So, wie sich nun ein schmerzendes Gelenk, ein schwaches Organ oder eine störende Narbe als elektrisch aktiver Punkt oder aktives Areal am Ohr zeigt, bilden sich umgekehrt auch Ereignisse am Ohr ab, die sich im Gehirn abspielen – etwa alte Erinnerungen, die für den Körper belastend oder schmerzhaft sind und die immer auch mit Glaubenssätzen in Verbindung stehen. Das Ohr ist damit nicht nur eine Landkarte für körperliche Beschwerden, sondern auch für mentale Zustände, die wiederum mit tieferen seelischen und emotionalen Prozessen verbunden sein können und oftmals auch unverarbeitete, traumatische Erinnerungen beinhalten.

Wie du anhand der *NeuroReset*-Methode konkret mit Glaubenssätzen arbeitest, erfährst du in Kapitel 3 (»Die NeuroReset-Methode?«); dort wird dies Schritt für Schritt erläutert. Grundsätzlich ist das Vorgehen jedoch immer ähnlich:

- Formuliere das Gegenteil dessen, was du über dich glaubst. Dein Gehirn wird NEIN sagen, und das erscheint als aktiver Punkt im Gehirnbereich. Du kannst ihn als druckschmerzhaften Punkt mit den Fingern finden.

- Sobald du solche Punkte gefunden hast, kannst du sie stimulieren, bis der Druckschmerz nachlässt. Auf diese Weise werden hinderliche Überzeugungen im Nervensystem gelöst und durch förderliche Programme überschrieben.

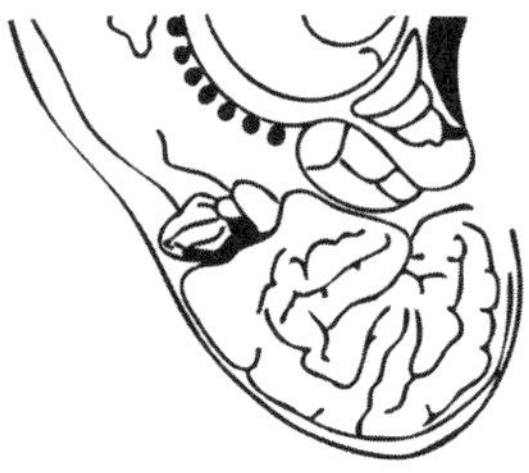

Reflexzone Großhirn am Ohr
(siehe auch Beate Strittmatter: Ear Acupuncture.
A Precise Pocket Atlas. 2. Aufl. Stuttgart: Thieme, 2011)

Besonders wichtig für die Arbeit mit Glaubenssätzen ist die Reflexzone des Gehirns, die fast das gesamte Ohrläppchen ausfüllt (siehe die vorige Abbildung). Dort ist das Großhirn repräsentiert, also jener Bereich, in dem Erinnerungen, Gedanken und Überzeugungen verarbeitet und gespeichert werden.

Neben Glaubenssätzen lassen sich auch Emotionen über das Ohr lösen. Das liegt daran, dass jede Emotion im Gehirn verarbeitet wird – etwa in der Amygdala, im limbischen System oder im Hypothalamus – und damit immer auch körperliche Reaktionen auslöst. Da das Ohr über seine Nervenbahnen direkt mit dem Gehirn verbunden ist, spiegeln sich diese Vorgänge dort ebenfalls als elektrisch veränderte und druckschmerzhafte Punkte wider.

Verspürt beispielsweise jemand Angst, zeigen sich am Ohr solche »psychischen Punkte«. Bei Ärger etwa erscheinen spezifische »Ärgerpunkte«, die mit dem Reflexbereich der Leber in Verbindung stehen – jenes Organ, das traditionell mit Wut und Zorn assoziiert ist. Besonders deutlich wird dieses Prinzip bei traumatischen Erfahrungen: Erinnert sich ein Mensch an ein Trauma, werden im Gehirn die entsprechenden Speicherareale aktiv – und genau diese lassen sich zeitgleich als elektrisch aktive Punkte am Ohr nachweisen. Durch Stimulation dieser Punkte mit Nadeln oder – vorzugsweise – mit dem Laser wird die Aktivität dieser Punkte ausgelöscht. Damit können starke emotionale Ladungen von der Erinnerung »entkoppelt« werden. Mit anderen Worten: Die Erinnerung bleibt, das belastende Gefühl jedoch geht. Auf diese Weise lassen sich die Ohrreflexzonen nicht nur zur Behandlung körperlicher Beschwerden nutzen, sondern auch, um tief verankerte emotionale Muster und Traumata zu lösen. Zu beachten ist hierbei, dass die Bearbeitung von starken emotionalen Belastungen und Traumata ausschließlich in die Hände geschulter Ärztinnen beziehungsweise Therapeuten gelegt werden sollte.

Fazit: Durch das Ohr wird aufgelöst, was im Inneren wirkt, selbst wenn es lange Zeit verdrängt wurde. Verdrängung ist per se nichts Negatives. Im Gegenteil: In sehr schmerzvollen Momenten ist sie ein überlebenswichtiger Mechanismus; eine Situation kann hier seelisch besser ertragen werden, indem starke Gefühle kurzfristig »beiseitegepackt« werden. Auf Dauer hat dies jedoch seinen Preis: Es bindet Energie.

Stell dir beispielsweise vor, du hältst einen großen Ball (sprich: deine Emotionen) unter Wasser. Du brauchst dazu beide Hände; es kostet Kraft. Solange du den Ball unten hältst, kannst du nichts anderes tun, außer ihn mit beiden Händen festzuhalten. Genau so funktioniert Verdrängung: Sie schützt kurzfristig, kostet aber langfristig enorm viel Lebensenergie. Darum reicht es nicht, schmerzhafte Erlebnisse einfach unter die »Wasseroberfläche« zu schieben. Notwendig ist eine Aufarbeitung oder Löschung beziehungsweise Entkopplung, damit die Lebenskraft wieder frei fließen kann.

KAPITEL 3

DIE NEURO**RESET**-METHODE

Wissen allein genügt nicht, wir müssen es anwenden.
Wollen allein genügt nicht, wir müssen es tun.

(Johann Wolfgang von Goethe)

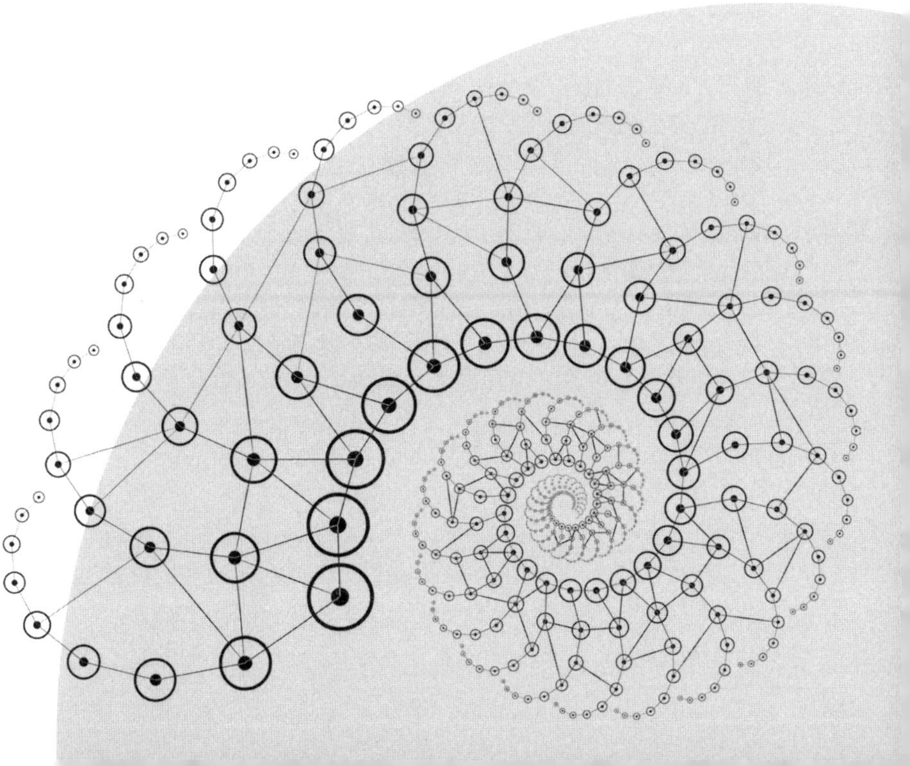

Oft kommen Patienten mit Beschwerden und körperlichen Symptomen zu mir in die Praxis, für die bisher keine schulmedizinische Erklärung gefunden werden konnte, weder im Labor noch über bildgebende Verfahren. Häufig handelt es sich dabei um sogenannte »funktionelle« Probleme: eine chronische Entzündung, etwa durch Übersäuerung oder Übergewicht, ein wurzeltoter Zahn, der unbemerkt Symptome verursacht, oder eine Narbe, die – ohne in der medizinischen Diagnostik Spuren zu hinterlassen – das Meridiansystem stört.

In diesen Fällen hat so mancher Blick hinter die Symptom-Kulisse wahre Wunder vollbracht – mit der Erkenntnis, dass hinter vielen dieser »mysteriösen« Beschwerden entweder ein Narben-Störherd, ein devitaler Zahn oder – in sehr vielen Fällen – ein negativer Glaubenssatz steckt. Ein Glaubenssatz, der sich so lange im Leben des Patienten festbeißt und dessen Befinden und sein Lebensglück beeinflusst, bis er sich freundlicherweise durch ein Symptom bemerkbar macht.

Für diese Erklärung braucht es weder langwierige Analysen, noch müssen wir herausfinden, wer der Schuldige an dem ganzen inneren Theater ist. Wir schauen uns den Patienten (und uns selbst) immer im Hier und Jetzt an – wohl aber unter Einbezug seiner Vergangenheit und potenzieller traumatischer Erlebnisse. So können wir nicht nur negative Glaubenssätze und Ängste herausschälen, sondern auch Ressourcen darunter ans Licht bringen, die ermächtigend wirken und eine positive innere Ausrichtung unterstützen.

Der O-Ring-Test – Unbewusste Glaubenssätze aufspüren

Da wir uns häufig weder unserer Gefühle noch unserer negativen Glaubenssätze bewusst sind, benötigt es Testverfahren, die keine aktive Mitarbeit des Patienten/Klienten erfordern; die also *unabhängig* von unserem Bewusstsein Antwort darauf geben, welche Glaubenssätze in uns wirken. Die Ohrreflexzonen bieten eine einzigartige Möglichkeit, um über elektrische Veränderungen Glaubenssätze aufzuspüren. Ärztinnen und Ärzte, die Akupunktur praktizieren, verwenden dafür ein sogenanntes Punktsuchgerät oder die Pulsveränderung, den RAC (*Reflex auriculo-cardiale*/Nogier-Reflex). Für dich zu Hause gibt es ein weiteres wunderbares Diagnosewerkzeug: den sogenannten O-Ring-Test.

Beim **O-Ring-Test**, einem speziellen Verfahren aus der Kinesiologie, wird mit den Fingern eine Muskelreaktion getestet, um Rückschlüsse auf körperliche beziehungsweise energetische Reaktionen des Körpers zu ziehen. Die Methode stammt ursprünglich aus der japanischen Bi-Digital-O-Ring-Test®-Technik nach Dr. Yoshiaki Omura und wird sowohl in der Komplementärmedizin als auch in der Aurikulomedizin und TCM-basierten Diagnostik eingesetzt. Der Test basiert auf der Annahme, dass der Körper *unbewusst* auf äußere Reize wie Substanzen, Bilder, elektromagnetische Felder oder Gedanken reagiert – gegebenenfalls durch ein vorübergehendes Nachlassen der Muskelkraft. Diese Veränderung kann über die Muskelspannung in den Fingern getestet werden.

Allgemeine Durchführung des O-Ring-Tests

1. Bildung des O-Rings: Forme mit deinem Daumen und einem anderen Finger derselben Hand (meist Zeigefinger) einen Kreis, den sogenannten »O-Ring«.

2. Testgriff: Mit zwei Fingern der anderen Hand versuchst du nun, den Ring auseinanderzuziehen, während ein bestimmter Reiz gesetzt wird – zum Beispiel eine Substanz, die auf den Arm gelegt wird. (Oder – für uns später relevant – wir testen damit einen Glaubenssatz, der abgefragt wird.)

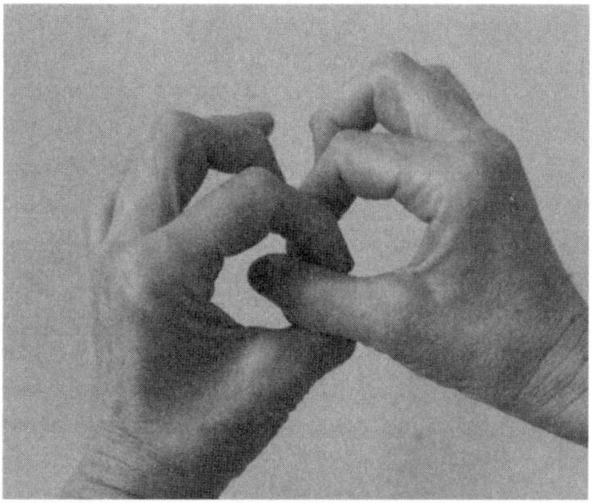

Haltung der Hände beim O-Ring-Test: Die rechte Hand versucht den O-Ring der linken Hand aufzuziehen.

- Bleibt der Ring stark (das heißt, er lässt sich nicht auseinanderziehen), bedeutet das ein JA.

- Wird der Ring von der anderen Hand mühelos geöffnet, bedeutet das ein NEIN.

Tipps zur Durchführung

1. Erdung:

- Es hilft, dich vor der Testung kurz zu erden. Das entspannt dein System, und die Antworten fallen klarer und zuverlässiger aus.
- Eine einfache Erdungsübung findest du im Begleitmaterial über folgenden QR-Code:

Scan Me

2. Handhaltung:

- Forme den O-Ring so, dass dein Daumen und der von dir bevorzugte andere Finger derselben Hand (zum Beispiel Zeigefinger) sanft geschlossen sind. Ziel ist es nicht, den Ring mit aller Kraft zusammenzuhalten, sondern eine natürliche Grundspannung aufzubauen.
- Auch beim Testen selbst gilt: Versuche den Ring nicht mit Gewalt zu öffnen, sondern mit einem gleichmäßigen, leichten Zug.

3. JA-Antwort festigen:

- Lege einen Gegenstand vor dich hin, zum Beispiel einen Bleistift.
- Schaue den Bleistift an, bilde den O-Ring und sage: »Das ist ein Bleistift.«
- Versuche nun mit der anderen Hand, den Ring auseinanderzuziehen. Der O-Ring sollte stark bleiben (= »JA, das ist ein Bleistift«).
- Wiederhole dies, bis es zuverlässig funktioniert.

4. NEIN-Antwort festigen:

- Lege einen anderen Gegenstand, zum Beispiel einen Kugelschreiber, vor dich.
- Bilde erneut den O-Ring und sage: »Das ist ein Bleistift.«
- Wiederhole den O-Ring-Test. Der Ring sollte schwach werden und sich öffnen lassen (= »NEIN, das ist kein Bleistift«).

5. Üben, üben, üben!

- Der O-Ring-Test muss trainiert werden, damit das Gehirn einen stabilen Ring als JA eindeutig verankert beziehungsweise einen instabilen Ring als NEIN.

Hinweis: Die Stärke des Widerstands (wie leicht oder schwer sich der O-Ring öffnen lässt) kann als Indiz für die Abstufung eines JA oder NEIN verwendet werden. Ich empfehle jedoch, das eigene System zunächst ausschließlich auf ein klares JA beziehungsweise NEIN zu trainieren, ohne Zwischennuancen zu berücksichtigen. So bleibt der Fokus klar, und die Testung wird zuverlässiger.

Anwendungsbereiche

- Testung auf Unverträglichkeiten (Nahrungsmittel, Zahnmetalle)
- Testung auf Belastungen (zum Beispiel Schwermetalle, Chemikalien)
- Testung auf Störfelder und Störherde
- Auswahl von Heilmitteln (zum Beispiel Homöopathie, Bachblüten, Pflanzenextrakte)
- Auswahl von Akupunkturpunkten oder Frequenzen (zum Beispiel Laser)
- Unterstützung bei Differenzialdiagnosen
- Anwendung in allen Naturheilverfahren, auch in der Osteopathie
- Für unsere Zwecke: **Abfragen von Glaubenssätzen!**

Testen & Auflösen von Glaubenssätzen

Nachdem du nun weißt, wie der O-Ring-Test grundsätzlich funktioniert, wollen wir ihn gezielt für die Arbeit mit Glaubenssätzen einsetzen. Wie du inzwischen weißt, wirken negative Glaubenssätze oft unbewusst – und genau hier liegt die Stärke des O-Rings: Er macht sichtbar, welche Überzeugungen im System abgespeichert sind, auch wenn wir sie selbst nicht klar benennen können. Der Test ermöglicht es, Sätze direkt abzufragen und zu überprüfen, ob dein System ihnen zustimmt (JA) oder sie ablehnt (NEIN). So kannst du Schritt für Schritt herausfinden, welche Glaubenssätze dich blockieren, und sie anschließend über die Ohrreflexzonen auflösen.

Abfragung von Glaubenssätzen

1. Satz positiv formulieren:

⊙ Formuliere einen positiven Glaubenssatz, den du testen möchtest. Zum Beispiel: *»Ich bin gut genug.«* (Statt: *»Ich bin nicht gut genug.«*)

2. O-Ring-Test durchführen:

⊙ Bilde den O-Ring, sprich den Satz aus und prüfe mit der anderen Hand, ob sich der Ring öffnen lässt.

- Ring bleibt stark → JA (= Satz ist bereits integriert).
- Ring wird schwach → NEIN (= Du glaubst den Satz *nicht;* ein blockierender Glaubenssatz liegt vor).

3. NEIN → Ohr abtasten:

- Wenn ein NEIN als Antwort kommt, suche dein Ohr nach druckempfindlichen/schmerzhaften Punkten ab.
- Zur Erinnerung: Aktive/druckempfindliche Punkte zeigen sich nur, wenn dein Gehirn NEIN sagt.

4. Punkte bearbeiten:

- Massiere oder drücke so lange sanft auf den schmerzhaften Punkt, bis der Schmerz nachlässt.
- Wichtig: Wiederhole währenddessen immer wieder den Satz (hier: *»Ich bin gut genug«*), um das NEIN aufrechtzuerhalten – so lange, bis es gelöst ist.

5. Überprüfe:

- Sprich im Anschluss denselben Satz (hier: *»Ich bin gut genug«*) erneut aus und prüfe mit dem O-Ring-Test, ob der Glaubenssatz verankert wurde.
  - Ring bleibt stabil → JA (= Satz wurde verankert).

Tipp:

- ⊙ Du kannst dir gerne vorab eine Liste von Glaubenssätzen machen, die du nacheinander abfragst. Achte darauf, sie immer einheitlich positiv zu formulieren.

- ⊙ Ein Glaubenssatz kann an mehreren Ohrpunkten gespeichert sein. Taste daher dein Ohr überall ab und wiederhole die Schritte, bis sich keine weiteren aktiven Punkte mehr zeigen.

Der Weg des Lichts – Eine Entdeckung aus meiner Praxisarbeit

Im Lauf meiner Arbeit habe ich eine im wahrsten Sinne des Wortes »erleuchtende« Entdeckung gemacht, die ich gern mit dir teilen möchte:

Wenn du zu einem Glaubenssatz einen aktiven Punkt gefunden hast, lege zart einen Finger auf den Punkt und schicke Licht und Liebe hinein. Sage währenddessen den Satz weiter auf. Am besten so wenig wie möglich hinterfragen – einfach *machen!* In der Praxis konnte ich mit sehr genauen Messmethoden (Punktsuchgerät, Pulsdiagnostik) feststellen, dass der elektrisch aktive, somit natürlich auch druckschmerzhafte Punkt anschließend völlig stumm war.

Ich kann nicht erklären, warum das funktioniert. Trotzdem können wir diese Technik praktischerweise mit dazunehmen, eben weil sie funktioniert und weil das Verfahren dadurch deutlich leichter und schneller abläuft.

Die Kraft der Vorstellung – Die Wirkung von Glaubenssätzen verstärken

Eine weitere interessante Entdeckung aus meiner Praxisarbeit beruht auf der Kraft der Imagination:

Glaubenssätze rufen im Gehirn und damit auch an den Ohrreflexzonen eine besonders starke Reaktion hervor, wenn du **dich bewusst in eine Situation hineinversetzt, die den Glaubenssatz bestärkt.** Allein das innere Bild oder das gedankliche

Durchspielen einer Szene genügt, um dein System in Aufruhr zu bringen – wodurch die aktiven Punkte am Ohr noch deutlicher hervortreten.

Beispiel: Wenn du den Satz *»Ich bin gut genug«* testest (zum Beispiel mit dem O-Ring-Test) und dein Gehirn darauf mit NEIN reagiert, zeigt sich das als druckempfindlicher Punkt am Ohr (du glaubst also *nicht,* dass du gut genug ist.) Verstärken kannst du diese Reaktion nun, indem du dir eine konkrete Situation dazu vorstellst, die dich innerlich herausfordert oder aufwühlt: Wie wäre es mit einem Bewerbungsgespräch? Stell dir vor, wie du eine Bewerbung versendest und eine Einladung zum Vorstellungsgespräch erhältst. Wie du anschließend vor dem Personalchef sitzt und dir eine Frage nach der anderen gestellt wird. Vielleicht gehst du sogar noch einen Schritt weiter, und der Chef sagt zu dir: »Kommen Sie doch gleich mit und arbeiten Sie Probe – jetzt!« Spür einmal, wie sich dein Körper in diesem Moment anfühlt. In solchen Augenblicken zeigen sich oft weitere aktive Punkte, die du zusätzlich bearbeiten kannst.

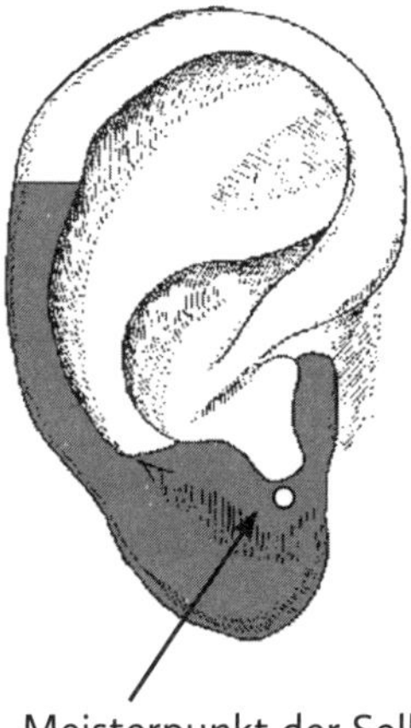

Meisterpunkt der Selbstbehauptung am Ohr (nach Beate Strittmatter)

Besonders wichtig ist in diesem Zusammenhang der **Meisterpunkt der Selbstbehauptung.** Beziehe ihn beim Abtasten unbedingt mit ein, denn gerade bei angstbesetzten Glaubenssätzen spielt er eine zentrale Rolle. Die Arbeit an diesem Punkt unterstützt dich dabei, für dich einzustehen, dich klar zu behaupten und innere Stärke zu entwickeln, besonders in herausfordernden Situationen.

Je umfassender du die Punkte behandelst, desto leichter können sich alte Gefühle lösen. Angst, Beklemmung oder Unsicherheit, die dich eben noch in Schach gehalten haben, fallen von dir ab und du merkst unmittelbar, wie deine innere Spannung nachlässt und sich ein neues Gefühl der Leichtigkeit einstellt.

Die Kraft der Imagination nutze ich hierbei besonders gerne bei schüchternen Menschen. Hier sage ich zum Beispiel: »Stellen Sie sich vor, ich nehme Sie mit ins Theater und Sie stehen jetzt auf der Bühne. Ganz allein. Die Scheinwerfer sind auf Sie gerichtet. Unten sitzen tausend Leute.« Da geht bei meinem Gegenüber meistens schon das Zittern los. Ich suche in diesem Moment sofort nach aktiven Punkten am Ohr – hier natürlich auch nach dem Meisterpunkt der Selbstbehauptung –, die ich mittels Nadeln oder Laser behandle. (Dein Werkzeug für zu Hause: Die aktiven Punkte sanft pressen und massieren, anschließend den Finger sanft auflegen, und wenn du möchtest, Licht an die entsprechenden Stellen fließen lassen.)

Die Spannung beim Patienten lässt in Sekundenschnelle nach, und ich fahre so lange fort, bis ich am Ohr nichts Auffälliges mehr finde. Meist sind es drei bis vier aktive Punkte, die nacheinander behandelt werden. Währenddessen kann ich die Imaginationsübung weiter ausbauen. Ich leite den Patienten beispielsweise an, sich vorzustellen, wie er zum Publikum redet, wie er sich verneigt, bedankt oder die Arme weit ausbreitet. Und siehe da: Die allermeisten können es auf der imaginativen Bühne ziemlich gut aushalten! Ein Patient sagte mir einmal am Ende einer solchen Sitzung: »Es ist, als könnte ich fliegen!«

Innere Wandlung – Das Spiel des Lebens

Was denkst du, wie lange es dauert, solche inneren Blockaden zu lösen? Du kennst die Antwort schon aus dem Untertitel dieses Buches: **90 Sekunden!** 90 Sekunden, die dein Leben von Grund auf verändern können. Komplexere, vielschichtige Themen benötigen sicherlich mehr Zeit, aber die Erfahrung zeigt, dass mit etwas Übung auch hier schon binnen kürzester Zeit erstaunliche Veränderungen möglich sind.

Das Tolle an der Arbeit mit *NeuroReset:* Sobald ein tieferliegendes Thema vollständig gelöst ist, vergessen wir tatsächlich erstaunlich schnell, dass es uns je belastet hat!

Tipp: Führe daher gerne ein Tagebuch, in dem du deinen eigenen Heilungsweg dokumentierst. So kannst du dir später immer wieder vor Augen führen, welche Fortschritte du bereits gemacht hast und wie sich dein Leben dadurch verändert hat. Denn viel zu schnell gewöhnen wir uns an unser neues Leben – ein Leben ohne Schmerzen, ohne Angst, ohne finanzielle Einschränkungen.

Begegne dir selbst stets mit Wertschätzung und Dankbarkeit für all das, was du bereits in dir gewandelt hast ..., und feiere dich dafür! Denn du wirst sehen: In Wahrheit sind es die kleinen, unscheinbaren Heilungserfolge im Inneren, welche die großen Veränderungen im Außen überhaupt erst möglich machen. Vergleiche deinen Weg daher auch niemals mit dem eines anderen, weil so vieles oft im Unsichtbaren geschieht – in dir. Vertraue stattdessen darauf, dass deine Seele genau weiß, wann du etwas erkennen und in dir heilen darfst, um mit jedem Schritt, den du gehst, in deine Freiheit und ureigene Lebendigkeit zurückzufinden.

Erinnere dich auch nach jeder gelösten Blockade daran, das eigene Sorgenkörbchen bewusst zuzuklappen. Sonst springt gleich das nächste Problem hinein, das du mit deinen negativen Gedanken anziehst – ein universales Gesetz, das uns lehrt, durch die bewusste Entscheidung für uns, für unsere Gesundheit und für unser Wohlbefinden klare Grenzen gegenüber all dem zu setzen, was uns nicht guttut. Und das sind allem voran die eigenen negativen Gedanken.

Sei daher auch in Gesprächen achtsam in dem, was du erzählst und wem du etwas mitteilst. Verliere dich nicht in endlosen Berichten über deine Sorgen und Probleme, sondern teile dich jenen Menschen ehrlich mit, die dich wirklich unterstützen und bestärken. Solltest du chronische Schmerzen haben, sprich mit Menschen, die es wirklich interessiert. Allen anderen kannst du auf Nachfrage auch einfach sagen: »Es geht zunehmend aufwärts«, oder: »Es geht besser und besser.« Und dann richte deinen Fokus auch wirklich auf das, was bereits besser läuft, egal, für wie nichtig du es halten magst. Denn das, worauf wir unseren Fokus lenken, wird sich im Leben mehren. Das bedeutet nicht, dass du unangenehme oder negative Themen in dir leugnest oder dich niemandem mitteilen sollst. Sondern dass du deine Blockaden anerkennst, Schritt für Schritt wandelst und dich immer wieder bewusst auf das Gute in dir und in deinem Leben ausrichtest. Ein Spiel zwischen Schatten und Licht, das wir alle zu spielen lernen müssen, um am Ende in die Vereinigung beider Pole und damit in unsere Freiheit und unseren Frieden zurückzukehren.

KAPITEL 4

DEINE UMWELT – DEINE GLAUBENSSÄTZE

Das Leben ist ein Spiegel –
wenn man hineinlächelt, lächelt es zurück.

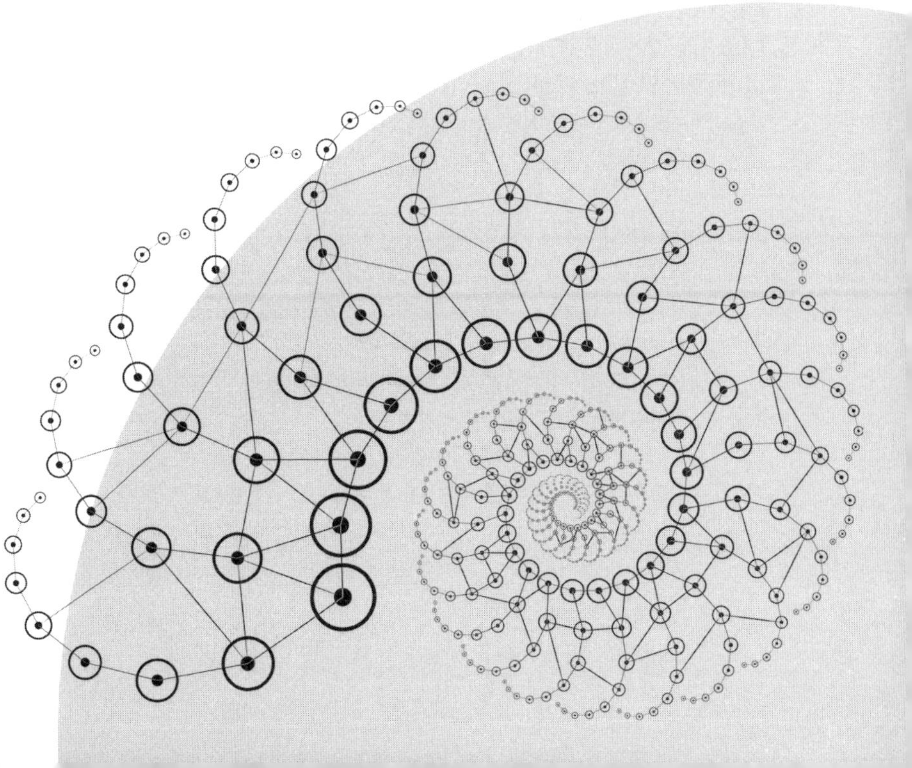

Unsere Umwelt ist ein erstaunlicher Schlüssel zu unserem Inneren. Denn alles, was wir erleben, spiegelt uns auf faszinierende, meist höchst subtile Weise wider, welche Überzeugungen und inneren Muster in uns wirken. Vor allem Menschen, mit denen wir uns umgeben, Situationen, in die wir immer wieder geraten, und Erfahrungen, die sich scheinbar x-mal wiederholen, sind alles andere als »Zufälle«. Sie geben uns wertvolle Hinweise darauf, welche Glaubenssätze und Themen in uns selbst aktiv sind. Genau hier setzt die innere Arbeit an: Statt äußere Umstände vorschnell als »schicksalhaft« oder »ungerecht« abzutun, können wir lernen, sie als Spiegel unserer eigenen Überzeugungen zu verstehen.

Was beschäftigt dich aktuell? Was wühlt dich auf? Fühlst du dich beispielsweise von anderen schlecht behandelt oder übersehen? Gibt es etwas, worüber du dich in der letzten Zeit ziemlich geärgert hast? Was fühlst du, wenn du an deinen Partner, deine Kinder, deine Freunde, deine Berufskollegen, deinen Chef etc. denkst? Vielleicht bist du auch auf einen fremden Menschen getroffen, der dich scheinbar grundlos unfair oder unhöflich behandelt hat? Mache dir hierzu gerne Notizen und dann schaue, welche der folgenden Aussagen zu deinen Erfahrungen passen:

Zum Beispiel: *»Die anderen ...*

- *... beachten mich nicht/übersehen mich.«*
- *... sind hart/rücksichtslos zu mir.«*
- *... behandeln mich grob/unfreundlich.«*
- *... nehmen mich nicht ernst.«*
- *... setzen mich unter Druck.«*
- *... sind geizig/geben nichts oder nur wenig zurück.«*

Oder: *»Mein Partner/Chef/Freund/XY ...*

- *... ist nicht freundlich zu mir.«*
- *... behandelt mich nicht respektvoll.«*
- *... ist nicht zärtlich/nicht liebevoll.«*
- *... ist mir nicht nahe.«*
- *... ist nicht aufmerksam.«*
- *... ist rücksichtslos.«*
- *... behindert mich (in meiner Entwicklung).«*
- *... nimmt mich nicht ernst.«*
- *... sieht mich nicht.«*

All diese Beobachtungen sind **Spiegelbilder unseres eigenen Verhaltens.** Frage dich daher immer ganz offen und ehrlich – frei von Wertung und Urteil/Verurteilung –, **ob du etwas von diesen störenden Verhaltensweisen oder Eigenarten auch bei dir selbst findest.** *Siehst du dich? Beachtest du deine Bedürfnisse? Nimmst du dich selbst wichtig? Gehst du freundlich mit dir um? Und wenn nicht – welche Glaubenssätze könnten dahinter stecken?*

Vielleicht Sätze, wie ...

- *»Ich bin es nicht wert, gut behandelt zu werden.«*
- *»Ich bin es nicht wert, mich zu verwöhnen.«*
- *»Ich muss hart zu mir sein.«*
- *»Ich darf keine Schwäche zeigen.«*
- *»Ich verdiene keinen Respekt.«*
- *»Meine Wünsche/Bedürfnisse/Meinungen sind nicht wichtig.«*
- *»Die anderen sind besser als ich.«*
- *»Die anderen sind mehr wert als ich.«*
- *»Ich muss mich zurückhalten und darf mich nicht zeigen.«*
- *»Ich darf mich nicht frei entfalten.«*

Sich seiner eigenen Glaubenssätze bewusst zu werden, bedarf sehr viel Mut, Offenheit und Ehrlichkeit. Mut, offen in den Spiegel der äußeren Welt zu blicken und es sich ehrlich einzugestehen, inwiefern man sich selbst darin wiedererkennt. Der Heilung ist dabei nicht gedient, indem man sich selbst anklagt, sondern im Gegenteil: Es gilt all die Urteile aufzudecken, denen man selbst unterlegen ist, um sie aufzulösen und in eine liebevolle, harmonische Verbindung zu sich zurückzukehren. Dann kann sich diese gesunde Beziehung auch im Außen widerspiegeln!

⊙ **Wie wir mit uns selbst umgehen, so geht die Welt mit uns um.**

Du hast also immer die Wahl: Gegen das Leben, gegen die anderen oder vielmehr gegen *dich selbst* zu sein – oder alles im Leben als Schlüssel zu nutzen, um die eigenen Kämpfe im Inneren aufzudecken, zu lösen und wieder Frieden und Versöhnung *in dir* zu finden. In jedem Fall ist es am Ende immer eine bewusste Entscheidung, die volle Verantwortung für dich selbst zu übernehmen, damit du dich aus der Opferrolle befreien und in deine wahre Kraft zurückfinden kannst! Denn nur indem du erkennst, wo dein eigener Anteil an äußeren Umständen und Situationen begraben liegt, kann sich auch etwas verändern – und zwar in dir! Das Schöne daran ist: Wenn du dich innerlich zu wandeln beginnst, wird sich alles andere im Außen wie auf magische Weise fügen – weil du zu kämpfen aufgehört hast und angefangen hast, ein Leben aus innerem Einklang heraus zu erschaffen.

Fallbeispiele

Nichts veranschaulicht Zusammenhänge so deutlich wie eine echte Geschichte. Deshalb möchte ich dir in diesem und auch in den folgenden Kapiteln immer wieder reale, aber anonymisierte Fallbeispiele aus meiner Praxis vorstellen. Sie sind genau so geschehen – gerade darin liegt ihr Wert: Du kannst sie in Ruhe lesen, dich hineinversetzen und schauen, inwiefern du etwas für dich selbst entdeckst. Vielleicht erkennst du dich in einzelnen Situationen wieder – und selbst wenn nicht, kannst du dennoch viel lernen: über die Mechanismen, die uns Menschen gefangen halten, und über die Möglichkeiten, sich daraus zu befreien.

Betrachte diese Geschichten also wie ein lebendiges Lehrbuch: Jede beschreibt einen Menschen, der in einer Falle aus Beziehungsmustern, alten Glaubenssätzen oder familiären Verstrickungen feststeckte. Und jede Erzählung zeigt auf ihre einzigartige Weise, wie man einen Ausweg finden kann.

· FALL AUS DER PRAXIS ·

»Mein Mann ist so geizig«

Maria, 45 Jahre, erfolgreich als Ärztin tätig, beschwert sich im Gespräch, dass ihr Mann so geizig sei. Auf meine vorsichtige Nachfrage hin, ob sie solche Verhaltensweisen vielleicht auch von sich selbst kenne, denkt sie kurz nach und erwidert schließlich zögerlich: »Ja, wenn Sie es so sagen, stimmt – eigentlich bin ich selbst auch geizig.«

Zur Vertiefung

Sätze aus der NeuroReset-Methode, die einen solchen Fall gut unterstützen, das heißt ein NEIN erzeugen könnten (das es dann zu löschen gilt), wären zum Beispiel:

- *»Aller Reichtum der Welt steht mir zu.«*
- *»Geld darf zu mir fließen, und ich darf es großzügig und sinnvoll ausgeben.«*
- *»Ich bin bereit, den Mangel-Gedanken loszulassen und mich auf die Fülle um mich herum zu konzentrieren.«*

Woher könnten negative Glaubenssätze in Bezug auf Geld, Mangel oder Geiz stammen? Wie wurde beispielsweise Fülle und Großzügigkeit in der Familie gelebt? Gab es Zeiten der Armut oder des Mangels? War ein Elternteil besonders sparsam oder geizig? Falls dazu konkrete Erinnerungen vorhanden sind, können diese imaginativ genutzt werden, um aktive Punkte am Ohr aufzusuchen. Rufe hierzu die Situation innerlich auf (am besten die erste, die dir einfällt – das ist meistens jene, die dich besonders geprägt hat) und bleibe in der Emotion beziehungsweise in der Situation, bis alle aktiven Punkte gelöst sind.

Weiterer Verlauf:
Schon nach zwei Wochen kam Maria zu einem weiteren Termin – diesmal mit einem breiten Lächeln im Gesicht. Sie berichtete, dass ihr Mann ihr gegenüber plötzlich gar nicht mehr geizig sei. Weitere Unterstützung war in diesem Fall nicht mehr nötig. •>•>•>

· FALL AUS DER PRAXIS ·

»Mein Mann verdreht vor anderen die Augen über mich«

Marion, 35 Jahre, Richterin, liebt ihren Mann sehr. Allerdings gab es Situationen, die sie zutiefst verletzten: Auf Festen oder im Freundeskreis schnitt er ihr das Wort ab oder verdrehte die Augen, wenn sie ihre Meinung äußerte. Daraufhin versuchte sie ihren Mann umso mehr von ihrem Wert zu überzeugen – ein Bemühen, das ihr über die Jahre immer mehr Kraft raubte und zunehmend Kopfschmerzen auslöste, die sie letztlich zu mir in die Praxis führten. Ratlos und bekümmert schilderte sie mir ihre Situation, und bereits im Gespräch wurde deutlich, dass der Kopfschmerz mit der ständigen Spannung zu tun hatte, die sie zu Hause ertrug. Das Verhalten ihres Mannes kränkte sie sehr, zumal er zu anderen immer die Freundlichkeit in Person sei. Auf meine Nachfrage hin äußerte sie schließlich, dass sie sich tatsächlich selbst nicht ernst nehme und denke, nichts Wesentliches zu sagen zu haben.

Zur Vertiefung

Sätze aus der NeuroReset-Methode, die einen solchen Fall gut unterstützen, das heißt ein NEIN erzeugen könnten (das es dann zu löschen gilt), wären zum Beispiel:

- *»Ich bin ein interessanter Mensch.«*
- *»Ich bin gut so, wie ich bin.«*
- *»Ich entlasse meinen Partner aus der Aufgabe, mein Selbstwertgefühl zu stützen, weil ich das jetzt selbst tun werde.«*
- *»Ich bin bereit, zum interessanten Menschen zu werden.«*
- *»Ich bin bereit, das Besondere meines Berufes zu schätzen und darüber zu reden.«*
- *»Ich bin bereit, mir Zeit für meine Interessen zu nehmen.«*

Weiterer Verlauf:
Marion wandelte sich – Schritt für Schritt. Sie las passende Literatur, belegte Selbsterfahrungskurse, fand Zugang zu ihrem inneren Kind und pflegte die neu entstandenen Kontakte aus der Therapiegruppe. Während sich ihr Gefühl für ihren Selbstwert immer mehr festigte, wurde das abwertende Verhalten ihres Mannes immer weniger. Als sie schließlich den Mut fasste, ihn offen darauf anzusprechen, tat es ihm aufrichtig leid; er hatte sein Verhalten nicht bewusst wahrgenommen. •>•>•>

· FALL AUS DEM FREUNDESKREIS ·

Wasser, das sich nicht finden lässt

Mein Mann und ich besuchen unsere Freunde Thomas und Barbara. Gleich am Eingang ihres Hauses fällt uns die große Trocknungsmaschine auf, eine Menge Geräte, Geschirr, Utensilien stehen im Flur, die Küche ist ausgeräumt. Es hatte einen Wasserschaden gegeben, dessen Ursache bisher nicht gefunden wurde. Wir verbringen dennoch einen schönen Abend. Als ich nach dem Essen mit Barbara allein in der Küche sitze, gelingt es mir, das Thema »Wasserschaden« indirekt anzusprechen – in Bezug auf ihre Beziehung zu Thomas. Ich erwähne behutsam, dass ich bei ihr Ärger gegenüber ihrem Mann wahrnehme, und schon bricht es aus ihr hervor: »Er hört niemals richtig zu! Das Einkaufen überlässt er immer mir allein, und wenn er vom Tisch aufsteht, muss ich den ganzen Rest machen!« Auf meine Frage, ob sie all das schon mal in Ruhe mit ihm besprochen habe, antwortete sie nur: »Nein, nicht wirklich ...« Im weiteren Gespräch stellt sich heraus, dass sie starke Schuldgefühle gegenüber ihrem Mann hat, weil er ihre gesamte Ausbildung zahle und sie selbst nur wenig Geld in die Ehe eingebracht habe. Als Ausgleich glaube sie neben der anstrengenden Ausbildung und der alltäglichen Fürsorge für die Kinder auch den ganzen Haushalt alleine machen zu müssen. Was für eine Zwickmühle!

Zur Vertiefung

Schuldgefühle stellen nach Meinung von Psychologen einen wesentlichen Stolperstein in Beziehungen dar. Häufig wird aufgrund von solchen Schuldgefühlen sogar das einfache Bedürfnis nach Selbstzuwendung nicht wahrgenommen, sondern unterdrückt. Stattdessen sind die Betroffenen stets für den anderen da – was nicht selten zur Aufopferung und Vernachlässigung eigener Grenzen und Bedürfnisse führt und auf Dauer verständlicherweise Wut hervorrufen kann, wenngleich unterbewusst. Typische Wut-Symptome sind etwa Kopfschmerzen oder ein Magengeschwür, derentwegen dann eine Arztpraxis aufgesucht wird, ohne eine Ahnung davon zu haben, was diese Symptome in Wahrheit ausdrücken.

Weiterer Verlauf:
Bis auf unser offenes Gespräch hatte ich in dieser Situation nichts weiter beigetragen, schließlich war Barbara keine Patientin von mir. Aber sie ist eine kluge Frau, und als mein Mann und ich ein weiteres Mal eingeladen waren, begrüßte uns Barbara an der Tür und sah mich schelmisch an. Sie meinte nur, sie seien zurzeit wohl vor Wasserschäden sicher, und merkte an, es sei durchaus kein Zufall gewesen, dass sich dieser Schaden so bösartig versteckt hatte: Er war in einer Hauswand aufgetreten und hatte sich von dort unbemerkt in zwei Zimmer ausgeweitet. Das Magische an der Geschichte: Kurz nachdem sie offen mit ihrem Mann über ihre Gefühle gesprochen hatte, wurde der Ursprungsort des Wasserschadens von den Handwerkern gefunden!

Was meinte Barbara wohl damit, es sei kein Zufall gewesen, dass der Schaden sich so gut versteckt hatte? Sie wusste, dass ihre Seele ihren Ärger und ihre Wut ebenfalls gut versteckt hatte, ganz im Sinne von: Bloß nichts fühlen, sonst müsste man ja etwas tun und es womöglich ansprechen!

Merke:
Wasser steht für Emotionen und das Unterbewusstsein!

Spannend, wie sich diese unterdrückten Gefühle so bildhaft in Barbaras Außenwelt gespiegelt haben, oder? •>•>•>

· PERSÖNLICHER FALL ·

Ein brandheißer Konflikt

Als meine Kinder zehn und zwölf Jahre alt waren, wollten mein Mann und ich abends ins Kino gehen. Unsere Kinder stimmten unserem Plan zu, immerhin seien sie alt genug, zwei Stunden lang auf sich selbst aufzupassen.

Wir waren schon auf dem Weg, als mir einfiel, dass ich etwas vergessen hatte. Also kehrten wir um, ich eilte ins Haus zurück … und bemerkte sofort einen seltsamen Geruch, der aus dem Wohnzimmer kam. Da es bereits dämmerte, konnte ich das Feuer sofort sehen: An der Zimmerdecke brannte der Trafo einer erst kürzlich durch eine Firma angebrachten Lampe!

Der Schreck war groß, und mich verfolgten tagelang Albträume: Wie wäre alles wohl ausgegangen, wenn wir nicht noch einmal zurückgefahren wären? Nachdem der erste Schock überwunden war, fragte ich mich natürlich, was dieser Brand womöglich symbolisierte – für mich oder im Hinblick auf unsere Beziehung. Tatsächlich spricht man auch im Volksmund vom »Feuer unterm Dach« – gemeint ist ein Streit oder ein heißes Eisen. Und genau das hatten mein Mann und ich damals: ein »heißes Eisen«. Dabei ging es um das Thema »Nähe und Distanz in der Partnerschaft«, das wir nur schwer erörtern konnten und das immer wieder zu Konflikten führte. Doch mit dem Brand wurde uns ein mehr als deutliches Zeichen gegeben, uns um dieses Thema zu kümmern!

Weiterer Verlauf:
Interessanterweise konnte in einem späteren Gutachten keine Ursache für den Trafobrand gefunden werden. Es war eine Markenlampe, von einem Fachmann installiert, bei der das niemals hätte passieren dürfen! Und dennoch: Wenn unsere Seele uns dringend auf etwas aufmerksam machen möchte, was in uns selbst gesehen und geklärt werden soll, bedient sie sich meist sehr klarer Zeichen und Hinweise im Außen. •>•>•>

· FALL AUS DER PRAXIS ·

»Er nervt mich mit seiner Passivität!«

Uta, eine Patientin, erzählt mir, dass sie einen Partner hat, den sie sehr liebt. Aber eine gewisse Eigenart von ihm bringe sie oftmals regelrecht zur Verzweiflung: Er gehe sehr unstrukturiert und häufig auch passiv an Dinge heran, weil er Ereignisse – auch Rückschläge – immer als »gottgegeben« ansehe.

Was ist hier los? Im Gespräch mit der Patientin stellt sich allmählich heraus, dass das Verhalten ihres Partners keine direkte Eigenschaft von ihr selbst, sondern vielmehr das andere Extrem zum Vorschein brachte: ihre ausgeprägte Organisiertheit, verbunden mit einer tiefen Angst davor, die Kontrolle und den Überblick über eigene Vorgänge und ihre nahe Umwelt zu verlieren. Das galt für Bank- und Versicherungsangelegenheiten bis hin zu familiären Beziehungsthemen. Angesichts ihrer Familiengeschichte war die Entwicklung dieser Ängste nachvollziehbar, denn sie hatte als Jugendliche kein sicheres Umfeld, weshalb Kontrolle und (übermäßige) Organisation zu ihren Schutzmechanismen wurden. Der Partner brachte damit also lediglich ihre eigenen Ängste hervor!

Weiterer Verlauf:
Als sie sich dieser Zusammenhänge bewusst wurde, konnte sie nicht nur ihren Ärger auf den Partner loslassen, sondern sich auch für ihre eigene Entwicklung tiefer öffnen. Sie kam erneut zu mir, und mittels *NeuroReset* (zum damaligen Zeitpunkt hatte diese Methode noch keinen Namen) lösten wir ihre Ängste auf. Und welch ein Wunder: Nicht nur sie selbst wandelte sich, sondern auch ihr Partner begann sein Verhalten zu verändern – ganz von selbst! •>•>•>

⊙

All diese Fälle zeigen eindrücklich, wie wir Menschen, Situationen und Ereignisse als Schlüssel nutzen können, um Zugang zu unseren eigenen, unbewussten Blockaden zu finden, hinter deren Auflösung am Ende nichts anderes als die Freiheit selbst steht! Ob am Arbeitsplatz, in Beziehungen oder in der Familie – überall dort, wo wir mit anderen in Kontakt stehen, hält uns das Leben wertvolle Hinweise bereit.

Entscheidend ist, dass wir lernen, wirklich hinzufühlen: *Wie geht es mir gerade? Welche Themen werden in mir berührt?*

Dafür ist es nötig, dass wir uns auch immer wieder einen ruhigen Moment nehmen, in dem Wissen: *Alles in mir darf jetzt da sein.* Wie gesagt, es erfordert durchaus Mut, so offen in den Spiegel der äußeren Welt zu blicken, doch am Ende wirst du dabei immer (!) auf Erkenntnisse stoßen, die dich in der Tiefe weiter- und dir selbst näherbringen.

In diesem Kontext erscheint auch das an den Kapitelanfang gestellte Sprichwort, dessen Urheberschaft nicht eindeutig benannt werden kann (George Bernhard Shaw? Nubar Gulbenkian? Unbekannt?), auf den ersten Blick bezaubernd richtig, möchte aber auf den zweiten Blick durchaus tiefer verstanden werden: das Leben als ein Spiegel, in den man hineinlächeln kann. Dieses Lächeln, das wir dem Leben schenken und das wir uns vom Leben zurückwünschen, »muss« wirklich von innen, aus unserem Herzen kommen – echt, ehrlich und authentisch. Denn erst, wenn wir *uns selbst* liebevoll zulächeln, kann es auch das Leben tun! Dementsprechend dient alles im Leben stets dazu, uns von alten Schichten zu lösen und uns lieben und wertschätzen zu lernen, sodass wir die gewünschte Resonanz im Außen erzeugen. Damit zeigt sich in der Beziehung zu uns selbst auch immer, wie nahe verbunden wir mit anderen Menschen und der Welt sind.

Es ist so viel Abstand zwischen uns und den anderen
wie zwischen uns und uns selbst.

(Michel de Montaigne)

In dem tiefen Wissen, dass sich am Ende tatsächlich alles im Leben darum dreht, in das authentische Selbst zurückzukehren, magst du auch eine gewisse Neugierde gegenüber der Sprache des Lebens entwickeln. Sei es, indem du die Symbolik eines Wasserschadens auf eigene unterdrückte Gefühle hin näher erforschst oder das Feuer in der eigenen Partnerschaft durch offene Worte zu löschen beginnst. Auf diese Weise bringst du mehr und mehr ans Licht, was einst in dir verborgen war, und wechselst von einem dem Schicksal unterworfenen Leben hin zu einem Leben in Selbstbestimmung – weil du gelernt hast, alles zu nutzen, um dir deiner selbst bewusst zu werden.

Wenn die innere Situation nicht bewusst gemacht wird,
geschieht sie außen als Schicksal.

(Carl Gustav Jung)

Zeit zum Üben – Typische Glaubenssätze testen

Im Folgenden findest du eine Tabelle mit weit verbreiteten Glaubenssätzen, die in Verbindung zum eigenen sozialen Umfeld stehen und die du der Reihe nach bei dir abfragen kannst.

- Suche dir für die Testung einen ruhigen Ort, an dem du ungestört bist. Lies dir die jeweils positive Form der Glaubenssätze (rechte Spalte) laut vor und teste anhand des O-Rings, bei welchen Glaubenssätzen ein klares NEIN kommt (→ O-Ring öffnet sich).

- Markiere oder notiere dir diese Sätze; du kannst sie anschließend über die Ohrreflexzonen lösen, indem du dir die positive Form des negativen Glaubenssatzes vorsagst, dabei am Ohr nach schmerzhaften Punkten suchst und sie durch sanftes Massieren und Auflegen der Finger »bearbeitest«. Wenn du mehrere aktive Punkte findest, lösche immer erst den einen, dann den nächsten. Meist sind es etwa drei bis vier aktive Punkte.

- Erinnere dich: Wichtige Areale, an denen sich häufig aktive Punkte zeigen, hast du in Kapitel 2 kennengelernt; sie befinden sich entlang des Grenzstrangs, am Lobulus (Ohrläppchen) oder auch am Tragus (knorpelige Vorwölbung direkt am Eingang des Gehörgangs).

- Sei beim Testen möglichst unparteiisch dir selbst gegenüber – so, als würdest du auf Durchzug schalten. Damit nimmst du Abstand von dir selbst, und dein Inneres kann dir unabhängig vom Verstand zuverlässigere Antworten geben.

NEURORESET

»Die anderen …

- *… beachten mich nicht.«*
- *… übersehen mich.«*
- *… sind ruppig zu mir.«*
- *… nehmen mich nicht ernst.«*
- *… sind rücksichtslos.«*
- *… setzen mich unter Druck.«*
- *… sind geizig.«*

Oder konkret:
»Meine Partnerin/mein Chef/meine Kollegin/XY …

- *… ist nicht freundlich zu mir.«*
- *… ist nicht respektvoll.«*
- *… ist nicht zärtlich.«*
- *… ist mir nicht nahe.«*
- *… ist nicht aufmerksam.«*
- *… ist rücksichtslos.«*
- *… behindert mich (in meiner Entwicklung).«*
- *… nimmt mich nicht ernst.«*
- *… sieht mich nicht.«*

- *»Ich bin es wert, beachtet zu werden.«*
- *»Ich bin es wert, gesehen zu werden.«*
  Und wichtig: »Ich bin bereit, gesehen zu werden.«
- *»Ich bin bereit, zu mir selbst nett zu sein.«*
- *»Ich bin bereit, mich selbst ernst zu nehmen.«*
- *»Ich darf auf mich selbst Rücksicht nehmen.«*
- *»Ich darf nachsichtig mit mir sein, und ich darf mir die Zeit nehmen, die ich brauche.«*
- *»Ich darf großzügig sein mit den Dingen, die mir wichtig sind.«*

- *»Ich darf freundlich zu mir sein.«*
  Oder: »Ich bin es wert, freundlich behandelt zu werden.«
- *»Ich bin bereit, mich respektvoll zu behandeln und mich für meine Leistungen und sozialen Fähigkeiten zu respektieren.«*
- *»Ich bin bereit, sanft mit mir und anderen zu sein.«*
- *»Ich bin bereit, Nähe zuzulassen.«*
  Oder: »Ich bin bereit, mir selbst nahezukommen (zum Beispiel durch Selbsterfahrungsseminare, Hypnose, Yoga etc.).«
- *»Ich darf aufmerksam mit mir sein.«*
- *»Ich bin bereit, rücksichtsvoll mit mir umzugehen.«*
- *»Ich darf mich frei entfalten.«*
- *»Ich bin bereit, mich ernst zu nehmen.«*
- *»Ich bin bereit, gesehen zu werden.«*

Zur Vertiefung

Vielleicht hast du schon während des Lesens bemerkt, dass sich hinter manchen Glaubenssätzen mehr verbirgt als »einfach nur« ein Satz.

Wenn du dich beispielsweise gerne »unsichtbar« machst, weil das früher eine sichere Strategie war, um durch deine Kindheit zu kommen, kannst du höchstwahrscheinlich später auch nicht gesehen werden. Oder wenn ein Elternteil früher geizig war, wiederholst du diese Erfahrung womöglich unbewusst in deiner jetzigen Partnerschaft. Entsprechendes trifft zu, wenn du merkst, dass du nicht respektiert oder ernst genommen wirst: Es könnte ein Echo aus der Vergangenheit sein.

In diesen Fällen handelt es sich also nicht nur um einen Glaubenssatz im engeren Sinn, sondern um ein schmerzhaftes Erleben, das zum Trauma tendiert. Mehr dazu findest du in Kapitel 6 (»Sound der Kindheit«).

Was du hier und jetzt tun kannst

- Vergegenwärtige dir das alte Gefühl und erinnere dich, wer es war, der dich nicht respektiert, nicht gesehen, lieblos behandelt etc. hat: vielleicht ein Elternteil, ein Lehrer oder eine Freundin.

- Versenke dich für einen Moment in dieses Gefühl und suche gleichzeitig die schmerzhaften Stellen an deinem Ohr.

- Bearbeite diese Punkte so lange, bis auch das belastende Gefühl nachlässt. Die Erinnerung darf bleiben – doch das dazugehörige Gefühl wird entlassen. Damit bist du frei von dem Wiederholungszwang, der dich bisher in ähnlichen Situationen immer wieder festgehalten hat. Dein Umfeld wird sich entsprechend deiner inneren Wandlung neu ausrichten und wie von selbst verändern.

- Falls es Themen sind, an die du dich alleine nicht herantraust, hier nochmals die Erinnerung, dir professionelle Unterstützung einholen zu dürfen!

Ausbildung

Falls du selbst therapeutisch tätig bist, sei es als Arzt, Heilpraktiker o.Ä., und nach einem Therapieansatz suchst, um mit den Themen »Blockaden lösen«, »Negative Glaubenssätze transformieren« oder »Trauma auflösen« intensiver zu arbeiten, dann könnte unsere Ausbildung zum NeuroReset-Therapeuten für dich interessant sein.

Als zertifizierter Ausbilder bist du Teil unseres Netzwerks. Die Patienten suchen nach Therapeuten!

Weitere Informationen findest du unter www.neuroreset.io/ausbildung

Scan Me

KAPITEL 5

DEIN SCHATTEN – WER DARFST DU SEIN UND WAS DARFST DU HABEN?

Solange du das Unbewusste nicht bewusst machst,
wird es dein Leben lenken
und du wirst es Schicksal nennen.

(Carl Gustav Jung)

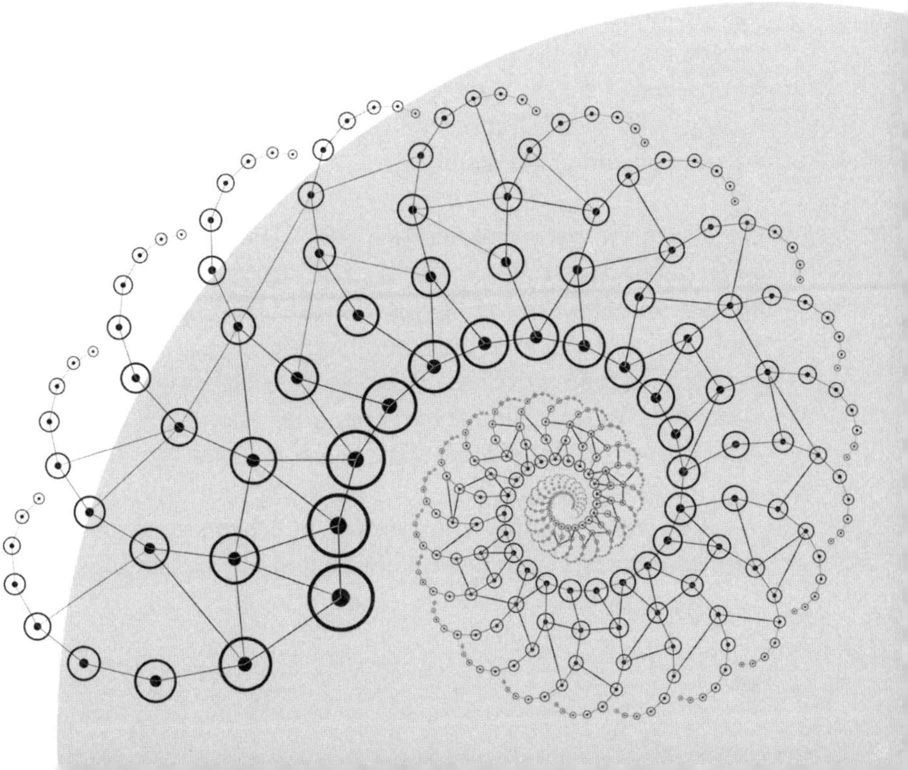

Wir alle kennen es: wie Menschen, die wir lieben, zeitgleich unsere tiefsten Wunden berühren und zu unseren größten Triggern werden können: Eltern, Partner, Geschwister, Freunde ...

Aber hast du dich auch schon einmal über jemanden aufgeregt, den du gar nicht kanntest? Einfach weil er so war, wie er war? Zu laut, zu leise, zu bunt, zu eintönig, zu lebendig, zu schüchtern, zu normal, zu alternativ ... Oder weil er sich dir gegenüber einfach grundlos unhöflich, angeberisch, ablehnend oder in deinen Augen schlichtweg »falsch« verhalten hat? Und hast du dich auch schon einmal gefragt, warum du das nicht einfach links liegen lassen kannst?

Fakt ist, wir machen uns das Leben durch all diese Bewertungen und Urteile sehr viel schwerer und leidvoller. Statt einfach mal locker zu lassen, zu entspannen und mit mehr Gelassenheit durchs Leben zu gehen, haften wir mit unseren Gedanken an Menschen und Situationen an – und das bringt uns innerlich erst recht zur Weißglut. Weil wir genau spüren, dass in uns etwas berührt wird, was wir eben *nicht* mal eben so loslassen können. Und das gilt es erst einmal bewusst wahrzunehmen und anzuerkennen.

Die Frage ist also: *Was steckt in der Tiefe dahinter? Warum triggern uns andere Menschen? Warum verfangen wir uns in Gedanken und Emotionen, die uns eigentlich nur herunterziehen?* Ganz einfach: weil es in uns Themen gibt, die angestoßen und gesehen werden möchten. Themen, die sich entweder direkt bei uns selbst, auf Symptomebene, oder eben auch über das Außen ihren Weg suchen, um auf sich aufmerksam zu machen.

Je tiefer diese Themen in unserem Unterbewusstsein begraben liegen, desto stärker sind die Trigger, die es benötigt, um Zugang zu unseren eigenen Tiefen zu finden. Nicht also, weil das Leben *gegen* uns ist, sondern weil es *für* uns arbeitet; es möchte uns zeigen, wo wir etwas in uns verdrängt haben: Wir sind nun bereit, die Verantwortung zu übernehmen, indem wir »es« zu uns zurückholen. Gemeint sind hier **Anteile, die wir zu irgendeinem Zeitpunkt in unserem Leben abgespalten haben, weil wir sie als »falsch« beurteilt haben,** weil wir sie nicht leiden konnten oder weil irgendjemand, vielleicht Mama oder Papa, uns früher gesagt haben: *»Das sollst du nicht, das darfst du nicht, das kannst du nicht ...«* Dadurch haben sich Glaubenssätze in uns geformt, die uns genaue Anweisungen dazu geben, wer und wie wir zu sein haben. Bis zu dem Punkt, wo uns diese Glaubenssätze so offensichtlich behindern, dass selbst unser Unterbewusstsein keine Lust mehr auf die ganze Verdrängungsgeschichte hat und uns all das vor Augen führt, was wir hier und jetzt zu wandeln, zu heilen und zu integrieren bereit sind.

Nehmen wir zum Beispiel an, du hast von klein auf gelernt, das liebe, ruhige und brave Kind zu sein, das den Eltern möglichst nicht zur Last fällt, weil sie mit sich selbst ohnehin genug zu tun haben. Sprich: Du wurdest darauf konditioniert, dich selbst zurückzustellen und immer höflich zu sein, damit es allen anderen im Außen gut geht und Konflikte jeglicher Art vermieden werden. Eine Dynamik, die Harmonie im Außen schafft, jedoch auf Kosten des eigenen Friedens und Wohlbefindens – und damit früher oder später auch auf Kosten der eigenen Gesundheit – geht.

Keine Sorge, selbst die sehr tief liegenden Muster weiß unsere Seele genauestens zu durchbrechen. Indem sie uns Menschen schickt, die uns unsere ausgeschlossenen Anteile so plastisch und übertrieben vorleben, dass sie uns in jedem Fall auffallen *müssen.* Und ja, manchmal können das auch Situationen sein, die uns zutiefst erschüttern und verletzen. Oder eine Krankheit, die uns bis an unsere Grenzen führt. Weil in diesen

Momenten etwas im Inneren aufbricht. Etwas, das uns später Zugang zu genau jenen Anteilen in uns ermöglicht, die wir so lange ausgeschlossen hatten.

⊙ **Was schließt du bei dir selbst so sehr aus, dass andere es zu dir zurückbringen müssen?**

Diese **verdrängten Anteile** werden auch als »**Schatten**« bezeichnet. Der Begriff geht unter anderem auf den berühmten Psychiater Carl Gustav Jung zurück (C.G. Jung: *»Erinnerungen, Träume, Gedanken«*; C.G. Jung: *»Die Beziehung zwischen dem Ich und dem Unbewussten«*; Norbert Bischof: *»Das Rätsel Ödipus: Die biologischen Wurzeln des Urkonfliktes von Intimität und Autonomie«*). Gemeint ist dabei nicht der physische Schatten eines Menschen, der durch das Sonnenlicht entsteht, sondern **Anteile unserer Persönlichkeit, mit denen wir uns nicht identifizieren wollen oder können.** Wir verschieben sie ins Dunkle, damit wir sie nicht sehen müssen, und hoffen zugleich, dass auch andere sie nicht wahrnehmen. Diese »abgeschobenen« Seiten bleiben uns dann unbewusst.

Das könnte im Fall des lieben, braven, harmoniebedürftigen Kindes ein Anteil sein, der laut, wild und ungezähmt alle Emotionen und Facetten zum Ausdruck bringt, die es im Inneren zu finden gibt – frei vom Urteil darüber, was gut oder schlecht, richtig oder falsch, zu viel oder zu wenig ist.

Das Phänomen des »Schattens« finden wir auch häufig in Beziehungsstreitigkeiten: wenn irritierende oder kränkende Verhaltensweisen an unserem Partner zum Vorschein treten, die wir entweder zu verändern oder auszuhalten bestrebt sind. Stellt sich der erhoffte Erfolg dadurch nicht ein, geben wir notfalls frustriert auf und verlassen die Beziehung. Jedoch gehen wir damit das hohe Risiko ein, dass sich in der nächsten Beziehung das gleiche Drama zu wiederholen beginnt. Um diese Kreisläufe zu durchbrechen, ist es wichtig zu verstehen, wie tief unsere Muster in unsere Kindheit zurückreichen und wie sehr wir hier bereits in unserem Denken und Verhalten geprägt werden.

Grundsätzlich hat jedes Kind das Bestreben, von seinem Umfeld angenommen und akzeptiert zu werden. Schließlich sind Kinder noch enorm von der Fürsorge und Liebe anderer Menschen abhängig; sie entwickeln daher ein ausgeprägtes Gespür dafür, was von ihnen erwartet wird, wofür sie geliebt werden, wofür nicht, und was sie tun müssen, um dazuzugehören oder sich durchzusetzen. Wo das eine Kind vielleicht lernt, durch Anpassung und Gehorsam Liebe zu erhalten, da lernt das andere Kind, durch Kampf und Rebellion seine Bedürfnisse erfüllt zu bekommen. Diese (kindlichen) Muster leben wir auch als Erwachsene lange Zeit weiter – wenn auch unterbewusst. Einfach weil wir inzwischen unsere Rolle perfekt spielen und als unsere »Wahrheit« annehmen. Schließlich hat sich diese Rolle bereits in unserer Ursprungsfamilie bewährt und uns durch unsere Kindheit gebracht, sonst wären wir jetzt nicht hier. Und so folgen wir oft Jahre später noch auf höchst mysteriöse und fragliche Weise den impliziten Anweisungen, Regeln und Verboten unserer Eltern sowie all jener Menschen, die wir als unsere »Gesetzgeber« anerkannt haben. Ob wir dabei zum äußerlich rundum glänzenden, vorzeigbaren Partner werden, der die eigenen Bedürfnisse aufopferungsvoll zurückstellt, oder zum mit allen Ecken und Kanten versehenen Freiheitsrebell, der sich seine Bedürfnisse heroisch erobert und offenkundig einfordert – für beide Extreme gilt: Solange im Inneren noch Widerstand gegen das besteht, was uns einst von unserer wahren, bedingungslos geliebten Natur getrennt hat, bleibt der Fall ungelöst.

Vor einigen Jahren war ich als Rednerin auf einem großen medizinischen Kongress in Salzburg eingeladen. Dr. Ruediger Dahlke war mein Vorredner, und in seinem Vortrag schien mir ein Satz stellvertretend für das gesamte Thema »Schatten« zu stehen. Er sagte sinngemäß: *Als Kinder merken wir sehr schnell, welche Eigenschaften erwünscht sind und welche nicht. Die guten, erwünschten legen wir in die Auslage, die unerwünschten kommen unter die Ladentheke. Dort führen sie dann ein Schattendasein.*

Welche Aspekte unseres Selbst wir in den Schatten schieben, hängt unter anderem stark von der Umwelt ab: von Wertvorstellungen der Eltern und Freunde, von vorherrschenden Geschlechterrollen, von Religion, Kultur und gesellschaftlichen Standards. Wer etwa in einem leistungsorientierten Elternhaus aufwächst und erzogen wird, verdrängt möglicherweise das eigene Bedürfnis nach »faulem« Nichtstun, um anerkannt zu werden. Jemand, der in einer Hippie-Familie groß geworden ist, muss vielleicht sein »spießiges« Bedürfnis nach Struktur und Ordnung verdrängen, um sich zugehörig zu fühlen.

Obwohl das Verdrängte nicht nur einzigartige Eigenschaften und Wesenszüge, sondern auch wundervolle Talente, Gaben und Fähigkeiten umfasst, möchte der Mensch meist nichts mit diesen Schattenaspekten zu tun haben – weil er sie unbewusst mit einer alten Gefahr verbindet. Nämlich der Gefahr, von der Familie und im umfassenderen Sinn von der Gemeinschaft ausgeschlossen zu werden. Er ist deshalb stets bemüht, sich von diesen Schatten zu distanzieren und sie aus seinem Leben zu verbannen oder sie zu leugnen. Diese Abspaltung ist jedoch nur begrenzt möglich, weil Schatteninhalte früher oder später regelrecht dazu gezwungen werden, sich Wege ans Licht – ins Bewusstsein – zu suchen (zum Beispiel über Symptome oder getriggert durch Personen): Sie wollen endlich wieder einen Platz im Leben des Menschen erhalten. Unsere also völlig zu Unrecht als »böse« verurteilten Schatten verfolgen uns nur deshalb ein Leben lang, *weil sie zu uns gehören!* Weil sie wichtige, existenzielle Aspekte unseres Selbst bergen, die gelebt, geliebt, gefeiert und zum Ausdruck gebracht werden möchten! Und zwar im Einklang mit jener Wahrheit, die uns erkennen lässt, dass wir vollständige, liebenswerte und unendlich wertvolle Wesen sind, die wir von Anfang an waren und immer sein werden – unabhängig von unseren Erfahrungen, Prägungen und Konditionierungen.

Wer sein Leben
lange genug behindert,
dessen Seele fängt an, mit Symptomen zu winken.

(Beate Strittmatter)

Fallbeispiele

Nachfolgend findest du wieder einige Fallbeispiele, die auf eindrückliche Weise zeigen, wie tief unsere Glaubenssätze und unbewussten Schatten in Beziehungen, Familie oder Berufsalltag wirken können. Geschichten aus dem echten Leben berühren, weil wir uns darin wiederfinden – manchmal direkt, manchmal im Spiegel anderer. Sie laden ein, Zusammenhänge klarer zu erkennen und neue Möglichkeiten für sich selbst zu entdecken.

Zu allen Fällen werde ich wieder einige Hinweise anbringen, doch möchte ich dich bitten, selbst zu schauen, was sich in dir bereits beim Lesen der jeweiligen Geschichten zeigt. Vielleicht ein erstes Gefühl oder ein intuitiver Gedanke. Diese feinen Impulse und Erkenntnisse sind enorm wertvoll und können dir helfen, deine aktuellen Themen und/oder Blockaden zu durchleuchten.

· FALL AUS DER PRAXIS ·

»Ich bin für Hausarbeit einfach nicht geboren«

Carina, 30 Jahre, kommt zu mir in die Praxis. Sie leidet an Multipler Sklerose und unter starker Erschöpfung. Sie klagt darüber, dass sich ihr Partner in keinerlei Weise im Haushalt einbringe. Sie haben ein gemeinsames Kind, sind berufstätig, doch der Partner ziehe sich mit der Begründung aus der Aufgabe zurück, er sei »für Hausarbeit einfach nicht geboren«.

MS gilt als autoaggressive Erkrankung. Die Frage, die ich der jungen Frau also stellte, lautete: *»Was möchte Ihr Körper ausdrücken, was Sie selbst ausdrücken müssten?«* Sie verstand sofort: Es war Wut. Sie hatte auf ihren Partner eine enorme Wut, der sie jedoch bisher keinen Raum gegeben hatte. Ich erklärte ihr, dass solche unterdrückten Emotionen und Entwicklungsimpulse starke Kräfte sind, die entweder ausgedrückt und gelebt oder nach »innen« verschoben werden – zum Beispiel in Form eines Symptoms. Also fragte ich sie: *»Was schließen Sie selbst in Ihrem Leben aus (Schatten), erkennbar am Verhalten des Partners?«* Ich bat sie, alles aufzuschreiben, was sie an ihrem Partner ärgert.

Nun hielt ich ihr die Liste hin und stellte eine letzte, alles entscheidende Frage: *»Was können Sie sich von Ihrem Partner abschauen?«* Sie antwortete, ohne lange nachzudenken: »Er kann entspannen, ich nicht.« Damit hatte sie den eigentlichen Grund für ihre Wut gefunden.

Weiterer Verlauf:
Carina arbeitete für sich ganz allein an ihren Einstellungen und Verhaltensmustern und folgte ihren neu gewonnenen Erkenntnissen. Sie begann ihren Raum einzunehmen und nach ihren Bedürfnissen zu schauen, statt andere für ihre unterdrückten Gefühle verantwortlich zu machen. Währenddessen unterstützte ich sie mit Akupunktur und Gesprächen. Sie fühlte sich zunehmend besser ..., und dann passierte es: Eines Tages war sie – wie so oft – am Bügeln. Ihr Partner saß – wie so oft – auf dem Sofa. Da blickte er auf und sagte zu ihr: »Schatz, das Bügeln ist doch richtig viel Arbeit – kann ich dir helfen?« Carina war so verdattert, dass ihr erst einmal das Bügeleisen aus der Hand auf den Fußboden fiel.

Doch nicht nur der Partner zeigte sich fortan von seiner hilfreichen Seite, auch bei der Arbeit verschaffte sich Carina Respekt; ihre Wut nahm ab. Und: Seit acht Jahren erlitt sie keinen weiteren MS-Schub mehr! •>•>•>

· FALL AUS DER PRAXIS ·

»Immer will er Sex«

Eines Tages kam eine Frau zu mir, die ihren Erzählungen nach besonders keusch erzogen worden war. Sex und Genuss waren verpönt – auch in ihrem aktuellen Empfinden und Denken –, und so kam es, wie es kommen musste: Sie verliebte sich ausgerechnet in einen Mann, der nach der anfänglichen Verliebtheitsphase sexuell sehr fordernd wurde. Zufall? Sicher nicht. Denn das, was sie selbst für sich ausgeschlossen hatte, folgte ihr und begann sich in überdeutlicher, wenn auch verzerrter Form im Außen zu zeigen.

Weiterer Verlauf:
Mit großer Wahrscheinlichkeit wird sich der Partner erst dann »normal« verhalten, wenn die Frau gelernt hat, ihren eigenen, abgespaltenen Anteil willkommen zu heißen und zu integrieren. Es wird also nicht darum gehen, den Partner zu verändern, sondern in sich selbst den nötigen Wandel zu vollziehen. In Anbetracht der Tatsache, dass dieser Schatten jedoch noch keine Existenzberechtigung bei der Frau erhalten hat, benötigt dieser Prozess offensichtlich noch Zeit ... und gegebenenfalls eine Trennung. Was vollkommen in Ordnung ist. Doch in jedem Fall wird die innere Arbeit Voraussetzung sein, um später nicht wieder einen »Schattenpartner« anzuziehen. •>•>•>

· FALL AUS DER PRAXIS ·

Die Kollegin nervt

Annegret, 50 Jahre alt, ist energetisch am Boden und kommt mit der Diagnose »Burn-out« zu mir. Sie klagt außerdem über häufige Infekte, Muskelschmerzen und ihre Arbeit, die sie nur noch überfordere und nerve. Ich frage sie: *»Wenn Sie nur zwei Sätze hätten, um zu beschreiben, was an Ihrem Arbeitsplatz nicht richtig ist, was wäre das?«* Ohne zu zögern, antwortet sie: »Da ist eine Kollegin, die mich total nervt! Sie ist immer so laut, wenn sie was geleistet hat ..., richtig unverschämt!« Ich frage sie daraufhin: *»Und worauf sind Sie neidisch?«* Ohne groß über die Frage erstaunt zu sein, kommt sie erneut direkt zum Punkt: »Ich würde das auch mal gerne machen! Ich bin immer so bescheiden und leise und werde für meine Leistung natürlich nie anerkannt ...«, und während sie weiterspricht, wird sie interessanterweise richtig laut und wütend.

Zur Vertiefung

Schon das Aussprechen ihrer abgespaltenen Bedürfnisse konnte einige Ösen und Haken lockern, an denen Annegret unterbewusst festhing. Diese Bewusstwerdung wirkte wie eine Befreiung, die ich anhand der NeuroReset-Methode zusätzlich unterstützte. Hierzu ließ ich sie folgende Sätze sprechen:

- *»Ich darf mich zeigen.«*
- *»Ich darf meine Leistung hervorheben.«*
- *»Ich darf bunt und laut sein.«*
- *»Ich bin bereit, von meiner lauten Kollegin zu lernen, und erkenne sie als meine Lehrmeisterin in Sachen Persönlichkeitsentwicklung an.«*

Weiterer Verlauf:
Ich sah die Patientin noch einige Male. Die Arbeit war auf einmal kein Thema mehr, und der spannungsträchtige Groll auf die Kollegin hatte sich allein durch das Verstehen der dahinterliegenden Zusammenhänge und durch die bewusste Übernahme von Eigenverantwortung aufgelöst. Vielmehr sah Annegret den Arbeitsplatz nun als ihre neue Spielwiese für Erkenntnis und Entwicklung an.

Durch diese innere Öffnung kamen wir auch an ihre körperlichen Beschwerden besser heran; sie ließen sich plötzlich mühelos mittels Akupunktur und Reflextherapien lösen, sodass die Patientin bald beschwerdefrei entlassen werden konnte. •>•>•>

· FALL AUS DEM ARBEITSKREIS ·

Geld – warum es nicht kommt und warum es nicht bleibt

Martha ist Heilpraktikerin. Die 48-Jährige leidet unter chronischem Geldmangel, und ihre Praxis läuft nicht so, wie es entsprechend Marthas Qualifikation und Fähigkeiten zu erwarten wäre. Das alles stresst sie bis zur Erschöpfung.

Ich frage sie also eines Abends bei einem gemütlichen Beisammensein: *»Was denkst du über Geld?«* Marthas Antwort kommt erstaunlich spontan: »Geld ist gefährlich!« Daraufhin erzählt sie mir von ihrer Kindheit: Ihre Eltern hatten ein eigenes Geschäft und deshalb für die Kinder nur wenig Zeit. Da die Eltern immer über Geld redeten, verband sie »Geld« bereits früh mit »keine Zeit für das Wesentliche haben«. Sie schließt deshalb vorsorglich »Geld« für ihr eigenes Leben aus – was ihr als Schatten folgt: in Form von Dingen, die sie nicht bezahlen kann, und Menschen, die mehr haben als sie.

Zur Vertiefung

Gerade beim Thema »Geld« greifen einige Menschen tief in die Manifestationskiste und verweisen auf die positive Gedankenkraft, die alles anzieht, was man sich nur wünschen kann. Wunderbare Ansätze – allerdings bringt es wenig, wenn unterbewusst ein blockierender Glaubenssatz vorliegt, der die Erfüllung des Wunsches ablehnt. Erinnere dich: Bei verschiedenen Wünschen setzt sich am Ende immer der stärkere durch. Und hier ist die Frage, welche Kraft stärker wirkt:

- die Kraft des Wünschens

  oder

- die Kraft der Ablehnung.

Wenn ich mir also etwas wünsche, dieselbe Sache aber unterbewusst behindere, indem ich sie beispielsweise mit einer Gefahr assoziiere, wird sich die Kraft der Ablehnung höchstwahrscheinlich durchsetzen. Strebe deshalb immer an, herauszufinden, wie du wirklich in deinem Innersten über das denkst, was du so dringend haben möchtest – noch wichtiger: was du über das *fühlst,* was du begehrst. Wenn das Erwünschte unterbewusst noch stark angstbesetzt ist, wird dir kein Meditieren oder Manifestieren weiterhelfen. Wie sollst du auch etwas anziehen oder »herbeivisualisieren«, wenn dein Innerstes dagegen ist? Prüfe daher, ob du etwas wirklich willst, indem du abfragst: *»Will ich wirklich, dass …? Will ich wirklich … erreichen?«* Wenn deine Antwort ein NEIN ist, musst du weiter nach Glaubenssätzen suchen, die deinen Wunsch blockieren, um sie sodann aufzulösen.

Weiterer Verlauf:
Obwohl ich Martha meine Unterstützung angebot, lehnte sie dankend ab. Sie wollte nichts an ihrer Situation verändern, und damit stand ihre Entscheidung fest. Auch eine systemische Familienaufstellung, die die Dynamik in einer Familie in aktueller und vergangener Hinsicht bis weit in die Vorfahrenlinie offenbaren kann, lehnte sie ab. Solche Entscheidungen gilt es selbstverständlich zu akzeptieren.

In manchen Familien werden bestimmte Aufträge über mehrere Generationen weitergegeben. Die Familienmitglieder können sich dem nur schwer entziehen, zum Beispiel aufgrund der Angst, von der Familie ausgeschlossen, verbannt oder abgelehnt zu werden, sowie wegen der damit verbundenen Todesängste. Solche Themen lassen sich ebenfalls durch *NeuroReset* auflösen, etwa mit dem positiven Glaubenssatz: *»Auch wenn ich dem Auftrag meiner Familie nicht folge, gehöre ich weiterhin dazu.«*

In Marthas Fall kann es auch sein, dass sie sich in ihrem altbekannten emotionalen Zuhause noch so sicher und fest verbunden fühlt, dass allein der Gedanke, diesen wohlvertrauten, wahrscheinlich bereits über Generationen hinweg geprägten Ort zu verlassen, starke Widerstände auslöst. •>•>•>

· FALL AUS DER PRAXIS ·

Die Schule als Hölle

Eine junge Lehrerin, nennen wir sie Lydia, beschwert sich bei mir über die »Hölle«, die sie derzeit in der Grundschule durchleben muss. Ich frage nach: *»Was genau macht die Schule zur Hölle?«* Über einige Umwege kommen wir an die Antwort: Es ärgere sie, dass sie Vertretungen übernehmen muss, während der Schulrektor, der diese Vertretungen verteilt, selbst oft abwesend ist. Sie ist über diese Pflichtverletzung sehr empört, also lade ich die junge Frau ein, mal ehrlich in ihren Ärger hineinzuspüren und sich dann zu fragen: *»Was tut der Rektor, was sie sich selbst nicht zugesteht?«* Und prompt kommt die Antwort: Er nimmt sich persönlichen Freiraum heraus, den sie sich selbst niemals zugestehen würde.

Lydia wirkt sehr betroffen über ihre eigene Erkenntnis. Denn dazu passend hatte sie in den letzten Jahren einige schwierige Liebesbeziehungen: Ein Partner hatte sie immer die ganzen Wochenenden für sich beansprucht und ihr keinen Freiraum gegeben. Danach kam sie mit jemandem zusammen, der bereits vergeben war; hier hatte sie es demnach überhaupt nicht nötig, ihren Freiraum zu behaupten. Zwei Seiten ein und desselben Dreh- und Angelpunkts, den sie plötzlich hinter all ihren Geschichten selbst erkennt: Freiraum.

Zur Vertiefung

Glaubenssätze, die bei Lydia vorlagen, bezogen sich auf das altbekannte Thema *»Sei ein liebes, braves Mädchen«*, das sich fleißig der Arbeit widmet und keinerlei Freiraum beansprucht. Wir löschten sie mithilfe der NeuroReset-Methode:

Negativer Glaubenssatz	Positiver Glaubenssatz
• *»Ich darf keinen Freiraum einfordern.«*	• *»Ich darf Freiraum einfordern.«*
• *»Wenn ich Freiraum einfordere, dann verliere ich meine Beziehungen/meine Familie.«*	• *»Auch wenn ich Freiraum einfordere, bleiben mir meine Beziehungen/meine Familie erhalten.«*
• *»Nur als fleißiges Mädchen bin ich ein gutes Mädchen.«*	• *»Auch wenn ich Freizeit genieße, bin ich ein gutes Mädchen.«*

Und darüber hinausgehend:

- *»Ich brauche kein gutes Mädchen zu sein, um weiterhin zur Familie zu gehören.«*
- *»Ich brauche kein gutes Mädchen zu sein, um als Lehrerin ein gutes Vorbild zu sein.«*
- *»Ich bin bereit aufzuhören, immer ein gutes Mädchen zu sein.«*

Weiterer Verlauf:
Lydia lebt zurzeit bewusst allein. Nach unserem Gespräch wirkt die junge Lehrerin erleichtert, die Schule erscheint ihr nicht mehr so schrecklich, und sie hat sich vorgenommen, sich weiterhin um ihre verdrängten Anteile zu kümmern und sich mehr persönlichen Freiraum zu nehmen. Zusätzlich unterstütze ich sie mit Akupunktur. •>•>•>

· FALL AUS DER PRAXIS ·

»Diese unverschämten Jugendlichen ...!«

Die Mittdreißigerin Rita erzählt mir in einer Sprechstunde ganz nebenbei, wie sehr es sie aufrege, dass so viele Jugendliche einfach über die Straße gehen, während sie in ihre Smartphones starren, ohne mal nach links und rechts zu gucken. Sie würde einen von denen am liebsten mal unsanft zur Rede stellen oder erschrecken. Ich bemerke, wie stark ihre Wut ist, und frage vorsichtig, was sie genau daran stört. Sie erwidert, dass die jungen Leute null Rücksicht auf andere nehmen; sie seien egoistisch und würden sich einfach ihren Raum nehmen, was andere zur Vollbremsung zwinge, sonst hätte man ja schnell ein Unfallopfer auf der Kühlerhaube. Sie selbst würde das nie machen! Sie achte immer auf andere, sei freundlich und trete auch im Zweifelsfall einen Schritt zurück.

Du ahnst wahrscheinlich, was die Patientin in ihrer Schattenkammer vergraben hat, und sie kam auch selbst schnell darauf: jenen abgespaltenen Anteil, der für sich einsteht, Raum einnimmt und die eigenen Bedürfnisse durchsetzt. Das hatte Rita in ihrer Kindheit nie gedurft, weil hier galt: *»Sei ein liebes Mädchen, erst die anderen, dann du!«*

Im Übrigen hatte Rita bei ihrem Partner ähnliche Verhaltenstendenzen beobachtet, wie sie es bei den jugendlichen »Egomanen« wahrgenommen hat, doch hier trat das unbewusste Gesetz, sich selbst hintenanzustellen, noch stärker in Kraft: Sie sah darüber hinweg.

Zur Vertiefung

Bei der Patientin hatten sich im Kern die folgenden vier negativen Glaubenssätze gefestigt:

- *»Erst die anderen, dann ich.«*
- *»Ich muss meine Bedürfnisse zurückstellen.«*
- *»Ich darf meinen Platz nicht einnehmen.«*
- *»Um gemocht zu werden, darf ich keine Grenzen setzen.«*

Bevor du weiterliest, versuche diese Sätze selbst positiv umzuformulieren, damit sie anschließend anhand der Neuro-Reset-Methode aufgelöst werden können.

Fertig? Gut! Hier sind meine Versionen ... Um diese negativen Glaubenssätze zu löschen, habe ich die Patientin folgende positive Sätze sagen lassen:

- *»Ich darf für mich sorgen.«*
- *»Ich darf meine Bedürfnisse wahrnehmen.«*
- *»Ich darf dafür sorgen, meine Bedürfnisse zu erfüllen.«*
- *»Ich bin bereit, andere nicht mehr für meine Bedürfnisse verantwortlich zu machen.«*
- *»Wenn ich selbst versorgt bin, kann ich mich umso besser um andere kümmern.«*
- *»Ich darf meinen Platz einnehmen.«*
- *»Ich bin bereit, meinen Platz einzunehmen.«*
- *»Ich bin bereit, Grenzen zu setzen.«*

- *»Ich werde gemocht, auch wenn ich Grenzen setze.«*
- *»Ich erkenne an, dass ich die Ordnung der Welt störe, wenn ich keine Grenzen setze.«*
- *»Ich bin bereit, besser wahrzunehmen, wo mein Platz in dieser Welt ist.«*
- *»Ich bin bereit, meine Gaben wahrzunehmen und sie zu leben.«*
- *»Ich bin bereit, auch ohne die einschränkenden Maßstäbe, die meine Eltern mir gaben, zu leben.«*
- *»Ich bin bereit, das Heimatgefühl aufzugeben, das ich mit diesen Einschränkungen verbunden habe.«*
- *»Ich bin bereit, mich zu entwickeln und emotional eine neue Heimat zu kreieren.«*

Merkst du, wie groß das Bündel an positiven Glaubenssätzen ist, das aus den vergleichsweise wenigen negativen Glaubenssätzen hervorgegangen ist? Und spürst du, wie weitreichend die Patientin damit ihre eigene Freude, Selbstwirksamkeit und Verbundenheit regelrecht aus ihrem Leben ausgesperrt hatte?

Tipp: Bei so einer großen Anzahl an Glaubenssätzen ist es empfehlenswert, die innere Arbeit auf mehrere Sitzungen aufzuteilen. Spüre hier immer in dich hinein und überfordere dein System nicht. Gönne dir im Anschluss die nötige Ruhe oder mache etwas, das dir hilft, dich zu entspannen und anzukommen, sodass dein System Zeit hat, alle Informationen zu verarbeiten und zu integrieren.

Weiterer Verlauf:
Schon nach zwei Sitzungen begann sich in Ritas Leben einiges zu wandeln. Sie las beispielsweise Literatur über das Gesetz der Resonanz, besuchte vereinzelt Coachings, ließ sich durch *NeuroReset* unterstützen ..., und siehe da: Bald liefen ihr keine geistesabwesenden Handyjunkies mehr über den

Weg, denn sie hatte verstanden, dass diese Erlebnisse die verzerrte (übersteigerte) Form ihres eigenen ausgeschlossenen Wesensanteils (also ihren Schatten) darstellten. Auch ihr Mann, durch den sich ihr Schatten früher schon mehrfach bemerkbar gemacht hatte, gab ihr plötzlich wie von selbst mehr Raum. •>•>•>

· FALL AUS DER PRAXIS ·

»Mein Mann ist so nachlässig«

Jutta sucht mich aufgrund von Rückenschmerzen auf – auf Empfehlung ihres Orthopäden, der bei ihr nicht weiterkommt und den Verdacht hegt, dass hier mehr dahinterstecken muss. Die 40-Jährige meint, ihr tue irgendwie alles weh: Die Handgelenke, der Rücken ..., sie habe oft Kopfschmerzen und fühle sich müde und ausgelaugt. Bei ihrer Berufstätigkeit als Werbefachfrau sei ihr in letzter Zeit ziemlich die Kreativität ausgegangen, was ihr Sorgen bereite.

Nach der körperlichen Untersuchung richte ich ihre blockierte Wirbelsäule sanft ein, begebe mich auf Suche nach Narben-Störherden, die den Energiefluss der Meridiane behindern können, und erkläre ihr die Grundzüge einer basischen Ernährung. Da vieles darauf hinwies, dass sich die Seele Juttas über einen Schmerz bemerkbar machen möchte, frage ich sie: *»Wenn heute Nacht die gute Fee an Ihr Bett käme, und Sie dürften sich etwas wünschen, und es wäre alles möglich – was wäre das?«* Sie antwortet: »Dass meine Schmerzen weg sind.« Ich frage weiter: *»Und nehmen wir an, Sie hätten keine Schmerzen mehr und die gute Fee käme noch einmal – was würden Sie sich dann wünschen? Sie dürften alles ändern, was immer Sie möchten. Wenn also Zeit, Geld, Raum und Möglichkeiten keine Rolle* *spielen würden, und alle würden gut finden, was Sie auswählen – was würden Sie sich wünschen?«* Sie antwortet sofort: »Dann würde ich meinen Mann ändern!« Das hatte gesessen! Ich frage also weiter: *»Und was würden Sie dann gerne ändern?«* Sie lehnt sich zurück, und schon sprudelt es aus ihr hervor: »Er ist so nachlässig, beinahe fahrlässig! Wenn wir aus dem Haus gehen, lässt er die Fenster vom Erdgeschoss einfach gekippt und ...« Weitere Beispiele folgen, und ich frage sie zuletzt: *»Wenn Sie es positiv sehen müssten – was hat Ihr Mann, was Sie nicht haben?«* Sie antwortet: »Sorglosigkeit.« Im selben Moment kommen ihr die Tränen.

Alles war gesagt: Ihr Mann lebt die Sorglosigkeit, die sie für sich selbst ausgeschlossen hatte. Sie, deren Leben seit jeher daraus bestand, alles abzusichern, alles zu kontrollieren und alles im Griff zu haben, weil sie bereits als Kind gelernt hatte, Verantwortung für die alleinstehende Mutter zu übernehmen, und fortan Leichtigkeit aus ihrem Leben verbannte, um ihre Kindheit und Jugend zu meistern.

Weiterer Verlauf:
Jutta tat das Wichtigste, was man in einem solchen Fall tun kann: den ersten Schritt zu gehen und anzuerkennen, dass »Auffälligkeiten« und »Merkwürdigkeiten« an unserem Gegenüber mit uns selbst zu tun haben können. Ich empfahl ihr einen Kurs zum Thema »Inneres Kind« am Institut für Psychosynthese in Köln (www.psychosyntheseinstitut.de), und nachdem sie von dort zurückgekehrt war, berichtete sie mir, dass sich nicht nur in ihr vieles getan hatte, sondern sich auch ihr Mann wie auf magische Weise veränderte! Und wann immer sie einen »Rückfall« erlitt und sich über ihren Partner ärgerte, nahm sie es zum Anlass, sich ihrem eigenen inneren Kind zuzuwenden. Ihre Rückenschmerzen verschwanden.

Zur Vertiefung

Rückenschmerzen sind häufig ein Zeichen für Schatten-Dramen. Warum? Weil die Abspaltung von Wesensanteilen Spannung erzeugt (siehe Harald Reinhardt/www.psychosynthese institut.de), die sich deutlich über den Bewegungsapparat des Körpers ausdrücken kann, zum Beispiel über Muskelhartspann, Nacken- oder Rücken-/Kreuzschmerzen. Ein besonders leistungsorientierter Mensch geht dann vielleicht mit seinen chronischen Rückenschmerzen von Arzt zu Arzt, so lange, bis ein Kollege das Symptom »übersetzt« und der Körper auch auf seelischer Ebene wieder in Einklang gebracht wird. •>•>•>

· FALL AUS DER PRAXIS ·

»Sie ist so laut!«

Ein schüchterner Mann verliebt sich unsterblich in eine strahlende, extrovertierte Frau. Fünf Jahre später sitzt er bei mir als Patient und beklagt sich bitter über seine Beziehung. Seine Frau sei so laut und bunt, und das gehe ihm total auf die Nerven.

Ich führe ihn gedanklich rückwärts bis zu dem Zeitpunkt, da er sich verliebt hat, und er erkennt, dass er seine Frau ja gewählt hatte, eben *weil* sie bunt, strahlend und extrovertiert war! Eigenschaften, die ihm selbst fehlten – Lücken im Inneren, für die zu füllen seine Frau selbstverständlich nicht verantwortlich war. Ein Partner soll ja niemals zur Plombe für das Loch im eigenen Seelenzahn werden. Trotz des anfänglichen Glücks hatte der Mann also allmählich zu spüren begonnen, dass er durch die bloße Verschmelzung mit seiner Frau nicht an deren begehrte Eigenschaften herankam. Stattdessen hielt sie ihm quasi ständig vor die Nase, was er selbst noch nicht leben konnte, weil er diese Eigenschaften aus irgendeinem Grund abgelehnt und in den Schatten verbannt hatte.

Als er sich dieser Zusammenhänge bewusst wurde, überkam ihn Erleichterung, und er begann seine Frau wieder in ihrem Sein wertzuschätzen, statt sie zu verurteilen.

Zur Vertiefung

Anhand der NeuroReset-Methode unterstützte ich den Mann mit folgenden Sätzen:

- *»Ich darf mich zeigen.«*
- *»Ich darf auffallen.«*
- *»Ich darf bunt sein.«*
- *»Ich darf anders sein.«*
- *»Ich darf extrovertiert sein.«*

Weiterer Verlauf:
Nach der Sitzung kümmerte sich der Mann fortan um seinen Schatten und nahm an Selbsterfahrungskursen und Coachings teil. Ein Jahr später sah ich ihn wieder: Er wirkte offener, bunter, lebendiger, und die Beziehung schien wieder zu erblühen. Seine Frau war inzwischen laut Aussage des Patienten weniger extrem (oder kam ihm das nur so vor, weil er angefangen hatte, sich durch seine innere Arbeit ihrem »Extrem« anzunähern?). •>•>•>

· FALL AUS DER PRAXIS ·

Verheiratete Ärztin verliebt sich

Eine attraktive und erfolgreiche Ärztin, glücklich verheiratet, bereits seit Längerem meine Patientin, hatte sich bereits viel mit Beziehungsdynamiken, Spiegel- und Schattenthemen sowie dem »Sound der Kindheit« beschäftigt. (Über den »Sound der Kindheit« erfährst du mehr in Kapitel 6.) Eines Tages berichtet sie mir, dass sie vor Kurzem auf einem Kongress im Ausland als Rednerin eingeladen war, wo sie einem Kollegen begegnete. »Auf einmal spürte ich, dass ich diesen Mann mehr wahrnahm als alle anderen«, erzählt sie. »Ich hörte seine Stimme aus der Menge heraus, ich erkannte ihn von Weitem an seinem Gang. Ich spürte, wie fasziniert ich war und wie stark ich mich angezogen fühlte. Und ich erkannte, dass ich gerade dabei war, mich Hals über Kopf zu verlieben …! Nachdem ich diesen kurzen Schock überwunden hatte, erinnerte ich mich an all die Mechanismen, die dazu führen können, dass man sich plötzlich in einen anderen verliebt. Also trat ich innerlich einen Schritt zurück und fragte mich: *›Was sehe ich in diesem Mann, was mir selbst fehlt?‹* Und ich fand die Antwort ziemlich schnell: Er war ein smarter, erfolgreicher Österreicher, locker und entspannt. Beides war ich gerade selbst nicht! Als ich das erkannte, verschwand das Gefühl der Verliebtheit wie im Nichts.«

Zur Vertiefung

Bei der Patientin hatten sich im Kern folgende negative Glaubenssätze gefestigt:

- *»Ich darf mich nicht ausruhen.«*
- *»Ich darf keine Pausen machen.«*
- *»Nur wenn ich leiste, bin ich.«*

- *»Nur wenn ich leiste, erhalte ich Wertschätzung und Anerkennung.«*
- *»Ich muss mich immer beeilen, um etwas zu erreichen.«*
- *»Nur wenn ich in Eile bin, bin ich wichtig.«*
- *»Ich komme nur durch Anstrengung ans Ziel.«*
- *»Unverplante Zeit ist Verschwendung.«*

Bevor du weiterliest, übe noch, diese Sätze selbst positiv umzuformulieren, damit sie anschließend anhand der Neuro-Reset-Methode aufgelöst werden können.

Fertig? Dann schau, inwiefern sich deine Varianten mit meinen decken. Um diese negativen Glaubenssätze zu löschen, habe ich die Patientin folgende positive Sätze sagen lassen:

- *»Ich darf mich ausruhen.«*
- *»Ausruhen steht mir zu und fördert meine Arbeit.«*
- *»Pausen sind gut für mich, um kreativ zu sein.«*
- *»Ich bin gut, wie ich bin. Und deshalb darf ich leisten.« (Nicht umgekehrt!)*
- *»Ich bin es wert, auch unabhängig von meiner Leistung wertgeschätzt zu werden.«*
- *»Ich darf locker drauf sein und erreiche meine Ziele mit Leichtigkeit.«*
- *»Ich darf in Ruhe arbeiten, während ich genug Zeit für andere Dinge habe.«*
- *»Ich darf gelassen arbeiten und bin trotzdem wichtig.«*
- *»Alles in meinem Leben wird durch ein bedächtiges Tempo besser und nachhaltiger, wodurch auch die Ergebnisse meiner Arbeit mehr Tiefe und Wirkung erhalten.«*
- *»Ich darf jede Menge unverplante Zeit genießen und bin trotzdem erfolgreich.«*

Unglaublich, wie viele – nur scheinbar leistungsfördernde! – Gedanken in einer einzigen Frau zusammenkommen, die aber im Kern jegliche Leichtigkeit und allen Lebensgenuss verwehren, oder? Anhand der positiven Umkehrungen kann man auch wunderbar sehen, wie es oft gilt, gewisse Gegensätze (beispielsweise Leistung und Leichtigkeit, Ruhe und Effektivität) im eigenen Denken aufzulösen und zu vereinen, um sich wieder einer vollumfänglichen Erfahrung zu öffnen!

Weiterer Verlauf:
Da die Ärztin zeitweilig ihre eigene Entspannung und Lockerheit aus dem Leben verbannt hatte, trat ihr Schatten in Form des Kollegen hervor, der sie mehr als deutlich wachrüttelte und sie freundlichst darauf hinwies, was sie an eigenen Bedürfnissen wieder wahrnehmen durfte. Durch Selbsterkenntnis war sie also in der Lage, diese Situation geschickt umzulenken – noch bevor sie wirklich verzwickt werden konnte. •>•>•>

· FALL AUS DER PRAXIS ·
»Die anderen sind aggressiv«

Georg, Bahnbeamter, circa 40 Jahre alt, war 20 Jahre lang als Lokführer tätig gewesen, was ihm jedoch zu stressig wurde. Daraufhin wurde er an einen vermeintlich ruhigeren Arbeitsplatz versetzt: an den Servicepoint in der Eingangshalle des Hauptbahnhofs einer mittelgroßen, friedlichen Stadt.

Doch statt der erhofften Ruhe an der neuen Tätigkeitsstelle war er innerhalb von 6 Monaten dreimal von Reisenden angegriffen worden. Unglaublich, oder? Seine Diagnose: Erschöpfungsdepression, Burn-out und Tinnitus. Zuletzt hatte ihm ein wütender Reisender, der wegen einer Zugpanne aus dem Schlafwagen hatte aussteigen müssen, einen ganzen Stapel scharfkantiger Fahrplanflyer ins Gesicht geschleudert und ihn damit verletzt.

Die erste Frage, die ich Georg stelle, lautet: *»Wer von Ihren Kollegen ist jemals am Servicepoint angegriffen worden?«* Was denkst du, war die Antwort? Richtig: »Keiner!« Warum dann also er? Ich hake vorsichtig nach: *»Wenn es zu Hause Streit gibt, was tun Sie dann?«* Er antwortet: »Ich gehe dann lieber weg.« Der typische Konfliktvermeider.

Zur Vertiefung

Was meinst du: Welchen Anteil hat Georg in den Schatten gesperrt, der ihn im Außen immer wieder in die Auseinandersetzung gezwungen hat? So lange, bis er am Ende sogar verletzt wurde?

Antwort: Es ist seine Durchsetzungskraft, das »Für-sich-Einstehen«. Jene Kraft, die ihn *ins Werden* bringt. Also eine Aggression im positiven Sinne (»Aggression« kommt von lateinisch *»aggredi«,* das heißt »an etwas herangehen, auf etwas/jemanden zugehen, ins Werden kommen«). Ich veranschaulichte ihm diesen Zusammenhang anhand folgender Grafik, die ich an jenem Tag auf ein Blatt Papier zeichnete:

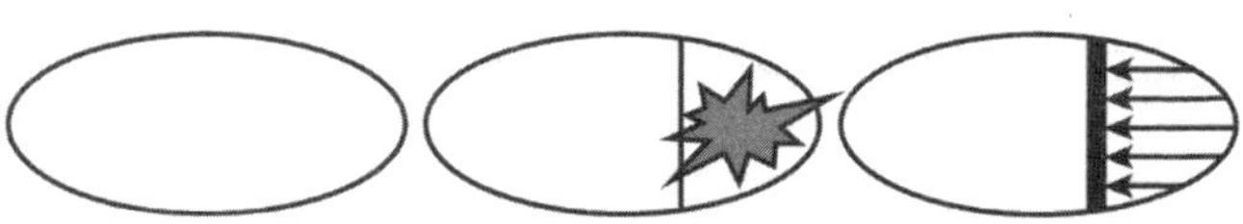

Bahnbeamter am Servicepoint | Er spaltet seine »Aggression« ab | Die Aggression wendet sich gegen ihn, sie wird ihm »nachgetragen«

Georg hatte seine Durchsetzungskraft, eine Form der gesunden Aggression, abgespalten, doch über bestimmte Ereignisse beziehungsweise Personen wird sie ihm »schmerzhaft« zurückgebracht: So unentschuldbar das Verhalten der Reisenden auch war – sie erledigten diese Aufgabe gründlich, wodurch Georg in schmerzhafter Weise mit seinem Schatten in Kontakt gebracht wurde. Er verstand während unseres Gesprächs sofort, welche Dynamiken sich hier abspielten. Er entschied sich, einige Therapiestunden in Anspruch zu nehmen, und durchlief eine Traumatherapie, in der *Eye Movement Desensitization and Reprocessing* (EMDR; www.emdria.de) zum Einsatz kam. Zusätzlich begleitete ich ihn mit Akupunktur, Bachblüten und der NeuroReset-Methode, die es uns erlaubte, folgende negative Glaubenssätze positiv umzuwandeln:

Negativer Glaubenssatz	Positiver Glaubenssatz
• *»Wenn ich mich zeige, wie ich bin, gehöre ich nicht mehr dazu.«*	• *»Ich darf mich zeigen, so wie ich bin, mit all meinen Bedürfnissen.«*
• *»Nur wenn ich mich zurücknehme und den anderen mehr Raum gebe, gehöre ich dazu.«*	• *»Ich darf für mich selbst einstehen, mir Raum nehmen und gehöre trotzdem dazu.«*
• *»Ich muss mit meiner Frau immer Harmonie haben, sonst geht es schief.«*	• *»Ich darf in die Auseinandersetzung gehen und meiner Frau Grenzen setzen.«*
• *»Ich darf auf keinen Fall mit anderen in Konfrontation gehen, sonst bin ich draußen.«*	• *»Ich darf stehen bleiben und aktiv ins Gespräch gehen, um einen Konflikt zu besprechen.«*
• *»Um dazuzugehören, halte ich besser meine Gefühle zurück.«*	• *»Ich darf meine Gefühle zeigen und gehöre trotzdem dazu.«*

Weiterer Verlauf:
Nach vier Wochen erkannte ich Georg kaum wieder: Er hatte eine aufrechte Haltung, wirkte klar, direkt und ging laut eigener Aussage wieder selbstbewusst zur Arbeit. Er begann sich den Konflikten zu Hause und bei der Arbeit zu stellen, und auch seine Frau bemerkte mit Freude seine Veränderung. Während er vorher in seiner eigenen Aggression gehemmt war, lebte er nun seine Durchsetzungskraft auf gesunde Weise, nahm seinen Platz ein und sorgte dadurch für eine gute Beziehung zu sich und seiner Umwelt.

Was du für dich mitnehmen kannst

All die Fallbeispiele zeigen auf eindrucksvolle Weise, wie uns unsere Schatten im alltäglichen Leben begegnen. Manchmal in verzerrter Form, manchmal auf sehr radikale Weise, doch immer in dem gut gemeinten Bestreben, verdrängte Anteile unseres Selbst aus dem Unterbewusstsein in unser Bewusstsein zu führen, sodass wir sie integrieren und uns wieder als jene vollständigen, ganzen Wesen wahrnehmen, die wir in Wahrheit sind.

Wie viel Schönheit in der Annahme unserer Licht- und Schattenseiten steckt, kommt auch in einem kurzen, aber kraftvollen Bonmot C.G. Jungs zum Ausdruck:

Ich wäre lieber ganz als gut.
(Carl Gustav Jung)

Das für mich schönste Zeichen für die Integration aller Wesensanteile im Menschen ist die chinesische Monade mit ihren Yin- und Yang-Anteilen. Als Ganzes und unverzerrt, mit all unseren Anteilen, also auch jenen aus unserem Schatten, steht sie für unsere vollkommene physische, mentale, emotionale und seelische Gesundheit.

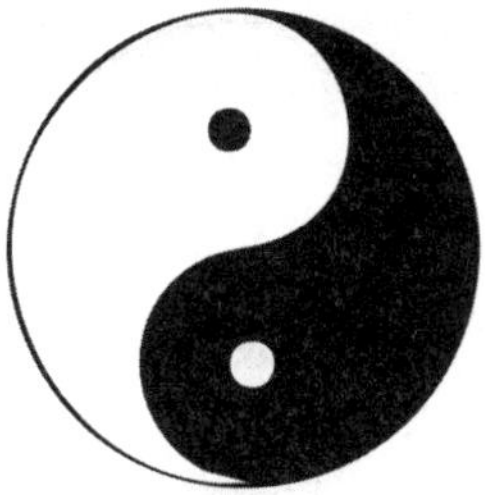

Chinesische Monade

Was Integration hier konkret bedeutet, hast du anhand der Fallbeispiele erkannt. Wenn dich zum Beispiel jemand mit seinem Verhalten total nervt, darfst du erst einmal dem Verdacht nachgehen, dass bei dir womöglich etwas getriggert wird, das du selbst ausgeschlossen hast. In solchen Situationen hilft es auch, einen großen Schritt zurückzutreten und dir die Situation mit etwas Abstand anzuschauen – so, als wärst du nicht beteiligt. Und dann frage dich, was der andere Mensch tut oder hat, das du eventuell selbst tun solltest oder haben möchtest. Denn sobald jemand mit seinen Eigenschaften oder seinem Verhalten starke Gefühle in uns erzeugt, hat es auch etwas mit uns zu tun, sonst wäre diese starke Resonanz gar nicht erst vorhanden.

Gerade Menschen, die eine starke Wut in uns erzeugen, legen uns einen direkten Schlüssel zu unseren eigenen Themen in die

Hand. Sie zeigen uns, was wir über uns selbst noch erfahren dürfen. Robert Betz nennt diese Menschen liebevoll unsere »Arschengel« – ein Wortspiel mit dem englischen *»archangel«* (»Erzengel«). Wenn sich beispielsweise jemand in unserem Umfeld Freiheiten nimmt, die wir uns selbst nicht gestatten, tendieren wir schnell dazu, ihn herabzusetzen, zu verurteilen und unbewusst zum Sündenbock für unsere ungeliebten, ungelebten Seiten zu machen. Es ist daher immer höchst verdächtig, wenn wir bestimmte Eigenschaften an anderen Menschen stark ablehnen oder sogar hassen. Wie bereits erwähnt, sind das in der Regel Eigenschaften, die wir selbst gerne leben würden, die wir aber aus bestimmten Gründen ausgeschlossen haben, obwohl wir sie dringend für ein glückliches Leben bräuchten.

Wenngleich wir die Begegnung mit unseren »Arschengeln« also insgeheim ablehnen, meiden oder fürchten, dienen sie auf dem Weg der Selbsterkenntnis am Ende immer unserem inneren Wachstum und unserer Befreiung. Unter der Voraussetzung, dass wir JA zu diesen Begegnungen und Erfahrungen sagen und uns voll und ganz darauf einlassen – statt im Ärger, im Urteil oder in der Schuldzuweisung stecken zu bleiben. Denn solange ein inneres NEIN besteht und wir uns gegen unsere Bewusstwerdung wehren, können wir davon ausgehen, dass uns unsere ausgesperrten Anteile immer wieder vor die Füße fallen werden.

Klopft unser Schatten also mal wieder an unsere Haustür, um auf sich aufmerksam zu machen, ist das immer(!) in unserem Sinne. Wir können dafür dankbar sein! Denn käme er nicht in verzerrter oder übertriebener Form, die uns durchaus zu schaffen machen kann, würden wir ihn wahrscheinlich gar nicht bemerken und weiterhin ein fragmentiertes Dasein führen, das uns in keinerlei Weise erfüllen kann, weil wir selbst im Inneren unerfüllt – im Sinne von »unvollständig« – sind.

Meinen Patienten sage ich daher gerne: »Sehen Sie ..., wenn die Seele uns etwas zu sagen hat, tippt sie uns zart an. Falls wir sie nicht hören, tippt sie ein wenig fester. Und wenn wir sie dann immer noch nicht hören wollen, macht sie es uns richtig unbequem, damit wir uns endlich bewegen.« Es gibt ein schönes kleines Gebet, das diese Situation beschreibt:

Herr, mach es mir so ungemütlich,
dass ich mich um die wichtigen Dinge
in meinem Leben kümmere!

Unser Schatten kann uns also durchaus aus der Bahn werfen. Doch aus einer Bahn, die uns in Wahrheit niemals wirklich dienlich war, weil wir uns darin niemals vollständig hätten zum Ausdruck bringen können! Mit jedem Schatten, der sich im eigenen Leben zeigt, erhalten wir daher die einzigartige Chance, die Weichen neu zu stellen: Indem wir unseren Schatten radikal anerkennen und akzeptieren, wodurch sich nicht nur unser Bewusstsein erweitert und unsere Seele wieder frei zu atmen beginnt, sondern auch unsere Lebensenergie wieder den nötigen Raum erhält, um sich auszudehnen.

»Ganzsein« ist damit die energiesparendste Lebensform, weil sie uns all die Energie zurückschenkt, die wir bisher für die Abspaltung unserer eigenen Anteile aufgewendet haben. Energie, die uns zugunsten wichtiger Lebensprozesse zur Verfügung steht, statt sie dafür zu vergeuden, die eigenen Schatten im Kerker der Abspaltung zu halten.

Aus Sicht der Chinesischen Medizin und der Energetischen Medizin ist der immer noch verdrängte Schatten auch der absolute Energie-Supergau! Denn:

- Teile unseres Selbst werden ausgeklammert.
- Das Leben in uns kann nicht frei fließen.
- Das Ausgesperrte irrt oft jahrelang im eigenen System umher.

Wenn du also das nächste Mal auf einen Menschen triffst, der dich sehr aufwühlt, ärgert, verängstigt oder auch verletzt, dann frage dich, was es ist, das dir diese Person gerade »nachzutragen« versucht: *Welche Anteile, die du selbst abgespalten hast, werden dir dabei ins Bewusstsein geführt?*

Schaue dir hierzu auch einmal die folgenden Eigenschaften an und reflektiere, was du davon bereits lebst und ob das jeweilige Gegenteil genügend Raum in deinem Leben erhält. Vielleicht findest du eine Eigenschaft, die du ablehnst und die sich als Extrem durch einen Menschen in deinem Umfeld äußert:

extrovertiert	⇔	introvertiert
Hilfe spenden	⇔	Hilfe annehmen können
laut	⇔	leise
offen	⇔	diskret
sanft	⇔	aggressiv, durchsetzend
selbstbewusst	⇔	zurückhaltend, unterordnend
selbstlos sein	⇔	gesunder Egoismus
stark	⇔	schwach

An dieser Stelle möchte ich dir auch noch einmal eine Frage mit auf den Weg geben, damit du jederzeit herausfinden kannst, welche deiner Bedürfnisse, Träume, Wünsche, aber auch Eigenschaften oder Fähigkeiten noch gelebt werden möchten; möglicherweise verdrängst du sie noch, sodass sie sich (immer wieder) durch gewisse Schatten im Außen sichtbar machen, weil sie bisher keinen wirklichen Platz in deinem Leben erhalten haben. Diese Frage hast du bereits in einem der Fallbeispiele kennengelernt:

⊙ **»Wenn Geld, Zeit, Raum und Möglichkeiten keine Rolle spielen würden, und alle fänden gut, was du auswählst – was würdest du dir wünschen?«**

Sei bei dieser Frage mal ganz mutig, packe alle Sorgen, Zweifel und jedes »*Ja, aber*« in die Schublade, und dann tauche mal so richtig in die »Tiefen« deiner Seele ab. Dorthin, wo all die Schätze der Erkenntnis zu finden sind, die dich für ein Leben in echter Fülle, Freiheit und Freude öffnen. Schaue, wie dir deine verdrängten Anteile beziehungsweise Schatten – sprich: deine Schätze – im Alltag begegnen, um zu deiner Ganzwerdung beizutragen. Hole sie dir Schritt für Schritt zurück. Denn es ist höchste Zeit, deinen Platz wieder einzunehmen, deine Träume zu verwirklichen und dein Potenzial zu entfalten – indem du all dem Platz gewährst, was in dir selbst gesehen, gelebt und zum Ausdruck gebracht werden möchte!

Der Schatten ist ein ungenutzter
und unerforschter Schatz,
um ganz zu werden.

(Carl Gustav Jung)

Schatten in der Partnerschaft

Wie dir sicher beim Lesen all der Fallbeispiele deutlich wurde, ist ein »Schatten« am Ende nie ein böser oder hässliche Anteil. Dahinter stecken all jene Seiten, die wir für ein erfülltes Leben dringend bräuchten: Talente, Bedürfnisse oder Eigenschaften, die wir aus Angst vor Ablehnung in die dunkle Kammer verbannt haben. Darum lohnt es sich, sie ans Licht zu holen – sei es in Selbsterfahrungsseminaren, professionellen Coachings oder in der täglichen Arbeit mit sich selbst. Ziel der Schattenarbeit ist letztlich immer die Erlösung verdrängter Anteile und die Zurückgewinnung eigener Kräfte. Dadurch werden nicht nur die körperliche Vitalität und Gesundheit nachhaltig gestärkt, sondern auch unsere Beziehungen. Die Begegnung mit dem eigenen Schatten ist daher eine lohnende Abenteuerreise.

Selbst ohne Seminare und Kurse kannst du in deiner Partnerschaft sehr weit kommen – schon indem du in Betracht ziehst, dass gerade das, was dich am anderen sehr stört, ein Abbild deiner eigenen inneren Vorgänge sein könnte. Wer in seiner Partnerschaft die Verantwortung für das eigene Erleben zu sich zurücknimmt, entspannt sofort die gesamte Situation. Und wie nebenbei beginnt sich auch dein Partner zu wandeln ..., *weil du dich wandelst*.

⊙ **In der Beziehung (zu Hause und bei der Arbeit) können wir nur EINEN ändern: uns selbst! Und damit ändert sich alles um uns herum.**

Ich habe bereits viele Fälle erlebt, in denen Frauen und Männer die Verantwortung für das gesamte Beziehungsgeschehen zu sich zurücknahmen, und dadurch konnte die Partnerschaft glücklich weitergeführt werden. Wer das nicht tut, läuft Gefahr, dieselben Dramen mehrmals zu wiederholen. Selbst dann, wenn es zur Trennung kommt, möchten die eigenen Schatten irgendwann erkannt und integriert werden, damit sie sich in der nächsten Beziehung nicht wieder bemerkbar machen.

Sobald dich also etwas am Verhalten deines Partner ärgert oder es etwas gibt, das du ablehnst, tritt einen großen Schritt zurück, löse dich aus deiner emotionalen Sicht ... und dann schau genau hin. Frage dich:

- *Was nimmt er/sie sich heraus, was ich auch mal tun sollte?*
- *Was setzt er/sie um, was bei mir selbst schon lange auf Verwirklichung wartet?*
- *Welche Eigenschaft/Einstellung hat er/sie, die auch mir guttun würde?*

Hierzu einige inspirierende Sätze von Harald Reinhardt, einem meiner hoch geschätzten Lehrer der Psychosynthese, die zum Nachdenken anregen:

- ⊙ Anstelle dagegen zu sein, interessieren wir uns
für das Problem.
- ⊙ Wenn ich etwas nicht akzeptiere,
bleibt es in der Abspaltung.
- ⊙ Ohne Akzeptanz keine Veränderung.
- ⊙ Oft ist nach der Akzeptanz das Problem im anderen
(oder im Ereignis) ein Stück weit entschärft.
- ⊙ Wenn man den Frosch küsst, kommt der Prinz hervor.
- ⊙ Gelingt es, das Bewusstsein dahingehend zu öffnen,
dass das Selbstbild sich erweitern darf,
gelingt ein Stück weit die Heilung.
- ⊙ Manchmal müssen Dinge in einem sterben,
damit Neues beginnen kann.

Wenn ich mich als verantwortlich für die Antriebe meines Schattens erkenne, kann ich meinen Schatten in Besitz nehmen, statt mich von ihm besitzen zu lassen.

(Carl Gustav Jung)

Manchmal sagen mir Single-Frauen: »Ich würde mich so gerne wieder verlieben. Hoffentlich finde ich dieses Mal den Richtigen!« Ich halte dafür inzwischen ein Warnschild parat. Mit anderen Worten: »Nein, lass es, warte ab! Denn das wäre genau so, also hättest du einen Schaden am Auto (also deine eigenen Themen) und würdest lediglich den Beifahrer wechseln, damit es dieses Mal besser fährt.« Ich frage in solchen Fällen nach den Schwierigkeiten in früheren Beziehungen. Wenn sie sich von Beziehung zu Beziehung ähneln, dann – du ahnst es – hat das wahrscheinlich mit der Person selbst zu tun. Ich frage dann indirekt die folgenden Themen ab, wie du sie auch hier im Buch finden kannst:

- *Deine Umwelt – was wird dir gespiegelt?*
- *Schatten – was hast du für dich ausgeschlossen?*
- *»Sound der Kindheit« – was ruft dich aus deiner Kindheit?*

Von wegen »Augen auf beim Männerkauf«: Wie schön wäre es, wenn wir uns unseren Traummann (oder die Traumfrau) einfach einkaufen könnten!?! Stattdessen wählen wir unterbewusst immer genau den, den wir »brauchen« – dafür ist die Verliebtheit da! Sie macht uns blind für das Offensichtliche, sodass der andere uns später wunderbar unsere Schatten nachtragen kann. Das nehmen wir in der anfänglichen himmlisch-verliebten Verblendung nur nicht wahr – und das ist gut so! Sonst würden wir wahrscheinlich bei jedem potenziellen Partner sofort Nein sagen.

Wer schlau ist, der rechnet mit seinen Schatten und bleibt achtsam. Wenn dann etwas passiert, das wir nicht mögen, schauen wir in unserer Schattenkammer nach, ob uns der Partner nicht doch etwas Wichtiges spiegelt oder wir dabei sind, mit ihm den »Sound der Kindheit« zu wiederholen. (Zum »Sound der Kindheit« siehe Kapitel 6.) Überdies ist die Verliebtheit der Blick auf ein Paradies, wie es sein könnte, wenn wir selbst ganz aufgeräumt und mit uns im Reinen sind. Wir verlieben uns also zielgerichtet. Das haben schon große Denker sowie Therapeuten festgestellt (siehe Michael Lukas Moeller: *»Gelegenheit macht Liebe«;* M.L. Moeller: *»Wie die Liebe anfängt – Die ersten drei Minuten«*). Und wir treffen unseren Schatten meist dort, wo unser Herz ist: in einer Beziehung – oder auch bei der Arbeit. In Herzensbeziehungen tut es zwar auch am meisten weh, doch erhalten wir dadurch den größten Antrieb, etwas zu ändern.

Die Geschichte der Ärztin, die kurz davor war, sich trotz glücklicher Ehe in einen anderen Kollegen zu verlieben, verdeutlicht, wie sehr uns unsere »Verliebtheitsgefühle« auf Abwege bringen können. Gerade eine besonders große Faszination für eine andere Person beherbergt oft die tieferliegende Sehnsucht nach Eigenschaften des anderen, die wir bei uns selbst vermissen. Eine Eigenschaft oder ein Gefühl, das uns selbst entweder abhanden gekommen ist oder das wir nie wirklich entwickeln konnten oder durften.

Kennst du das Bedürfnis, mit dem Menschen, in den du verliebt bist, verschmelzen zu wollen? Alle Grenzen niederzureißen und »eins« zu sein? Dieses Bedürfnis entspringt meist dem Wunsch, sich mit jener Seite zu verbinden, die wir bei uns selbst allzu lang vermisst haben. Vertrackt aber auch, wenn man gerade in einer glücklichen Beziehung lebt, die man schätzt und gar nicht aufgeben möchte! In so einem Fall lohnt sich der bewusste Schritt zurück, um eine Analyse vorzunehmen: *Was genau gefällt mir so gut an der Person? Was möchte ich gerne in mir selbst wiederbeleben?* Dann kann es dir so gehen wie der klugen Ärztin, die schnell herausfand, was als Nächstes dran war: sich um ihre eigenen Bedürfnisse zu kümmern (hier: freie Zeit und bewusste Entspannung) und ihre fehlenden Anteile wahrzunehmen. Dadurch lösten sich die Faszination und die Sehnsucht nach ihrem Kollegen kurzerhand in Luft auf.

Was ist mit allen anderen, die gerade nicht in einer Beziehung leben und die sich auf das »Verschmelzen« bewusst einlassen »dürfen«? Bitte gerne – und genieße es! Allerdings: Sei dir im Klaren, dass die Eigenschaften des Partners, nach denen du dich sehnst, *seine* Eigenschaften sind. Auf Dauer wird er deine Lücken nicht füllen können. Das Beispiel des schüchternen Mannes, der sich in die extrovertierte Frau verliebte, zeigt das deutlich.

Zum Thema »Partnerschaft« möchte ich dir noch etwas mitgeben: Es reicht nicht, über den Partner bloß nachzudenken, und auch eine Meditation wird in diesem Fall die zugrundeliegenden Probleme eher nicht lösen. Denn:

⊙ Die Seelendynamik ist immer »on«!

In dem Film »Mrs. Doubtfire« (1993) mit Robin Williams, Sally Field und Pierce Brosnan wird ein Paarkonflikt aus dem Bereich »Schatten – und was schließe ich so sehr aus, dass es mir der andere im Auftrag der Seele deutlich zeigen muss?« krass und komödiantisch auf den Punkt gebracht: SIE ist die erfolgreiche Bankerin, immer im Businesskostüm, immer super organisiert und vernünftig. ER ist das Gegenteil, denn er »muss« ja zum Ausdruck bringen, was der Frau fehlt: das Bunte, Lebendige, Begeisternde. Und so lädt er zum Entzücken der gemeinsamen Kinder zu deren Geburtstag Tiere aus dem Zoo ein: Die Giraffe hüpft später auf dem Bett, der Affe schaukelt in der Lampe, und als die Frau heimkommt, herrscht noch völliges Chaos – was sie verständlicherweise zur Verzweiflung bringt.

Was also trägt *wirklich* zur Lösung des Problems bei? Richtig: das Verständnis für die zugrundeliegenden Dynamiken.

In diesem Sinne könnten sich beide Seiten fragen: *»Was schließe ich so sehr aus, dass der andere es mir zeigen muss? Was zeigt mir mein Partner, damit ich wieder ganz werde in meiner Seele?«* Erst durch Bewusstwerdung können alte, negative Glaubenssätze erkannt, Schatten integriert und ungesunde Dynamiken aufgelöst werden. Sobald einmal die eigene Verantwortung erkannt und übernommen wurde, wirkt auch Meditation hilfreich mit! Dadurch wären Mr. und Mrs. Doubtfire vermutlich vor einer Trennung verschont geblieben. Du kennst vielleicht die Szene, in der die beiden in der Küche stehen und er sagt:

»Komm, Schatz, lass uns umziehen,
vielleicht folgen uns unsere Probleme nicht.«

Ein Satz zum Schmunzeln. Wer wüsste nicht, dass ein Umzug das Problem nicht löst?! Denn:

⊙ **Wir nehmen uns und unsere Probleme immer mit!**

Die natürliche Kraft der Aggression

In einer gesund ausgelebten Aggression steckt die Kraft, für uns einzustehen, Grenzen zu setzen und unseren Platz einzunehmen. Es ist weder dienlich, seine Aggression ungezügelt nach außen zu richten und dort Schaden anzurichten, noch ist es hilfreich, sie völlig zurückzuhalten und sich damit innerlich zugrunde zu richten. Die Geschichte des ehemaligen Lokführers Georg hat gezeigt, was im Fall einer Aggressionshemmung geschehen kann: Wer seinen Platz nicht einnimmt und sein »Für-sich-selbst-Einstehen« geradezu in den Keller sperrt, ist ständig auf der Flucht – vor Menschen, vor Herausforderungen, vor Konfrontation, vor der Wahrheit. Das kostet unendlich viel Kraft und erschöpft den Körper, die Seele und den Geist. Die Folge ist oft Krankheit beziehungsweise eine Erschöpfungsdepression, auch bekannt als Burn-out.

»Aggressionsgehemmt« heißt, dass jemand es nicht wagt, seinen Platz einzunehmen.

(Beate Strittmatter)

Aggression ist daher keinesfalls nur destruktiv zu verstehen. Sie ist **eine Kraft, die dem Menschen mitgegeben wurde, um sich selbst hervorzubringen und zu dem zu werden, wer oder was er sein soll (oder wie er gedacht ist) – mit all seinen Anlagen, Talenten, Fähigkeiten, seinem innersten Wesen.** Die Bedeutung des lateinischen *»aggredi«* haben wir bei der Beschreibung von Georgs Fall erwähnt. Aggression im positiven Sinne bedeutet demnach, dass wir uns auf Dinge zubewegen und mit dem, was wir von Natur aus sind, gleichsam aus der Deckung hervorkommen können. Auch in der alten Mythologie kann man viel über die tiefere Bedeutung von Aggression lernen: Der römische Kriegsgott *Mars,* von dem auch der Name des Frühlingsmonats *März* abgeleitet wurde, war zugleich Gott der Bauern. Der Frühling ist im Verständnis aller Kulturen mit Wachstum und mit dem Prinzip verbunden, dass die Natur im Frühjahr aufbricht und fruchtbar wird. Das Hervorstoßen dieser Kräfte aus dem Boden bewirkt, dass die Knospen aufspringen, der Salat schießt und der Krokus durch die Schneedecke drängt (siehe Foto) – ein ausgesprochen intensives Vokabular, was die fruchtbare, kraftvolle Dimension von Aggression zum Ausdruck bringt, die es der Natur erlaubt, ins »Werden« zu kommen.

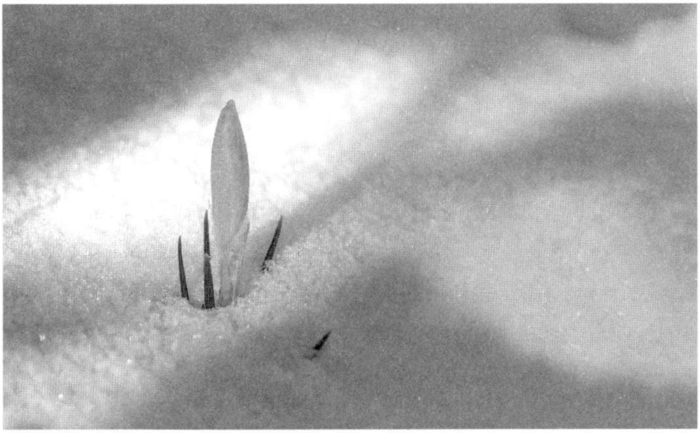

Mit Aggression ist also nichts blind Zerstörerisches gemeint (was nur eine extreme Ausartung davon darstellt), sondern eine Kraft, die es ermöglicht, das hervorzubringen, was uns tief im Inneren wirklich bewegt und uns im Herzen wichtig ist. Ein Mangel an natürlicher Aggression ist deshalb immer auch ein Verlust an Identität, weil wir Teile davon unterdrücken und nicht ausleben.

Sind wir in Wahrheit nicht alle auf der Suche nach unserem wahren Selbst, unserer Identität? Wie kann es also sein, dass wir genau jene Kraft so verurteilt haben, die uns unser eigenes Wesen aus der Tiefe unserer Seele zum Ausdruck bringen lässt?! Damit wir wirklich wir selbst sein können – pur, echt und authentisch! Denn das ist der einzige Zustand, der sich wirklich lebendig anfühlt, weil wir darin überhaupt erst richtig leben können.

⊙ **Authentisch zu sein, ist der einzige Seelenzustand, der sich auf Dauer lebendig anfühlt.**

Wer geöffnete Sinneskanäle hat, spürt sofort, ob ein Mensch authentisch ist. Es ist wie ein unwiderstehlicher, anziehender Duft – die Sehnsucht danach, wirklich man selbst zu sein. Wir alle haben die Möglichkeit, an dieses Ziel – zu uns selbst – zu gelangen. Lassen wir uns doch bereitwillig all die einschränkenden, selbstlimitierenden Glaubenssätze zeigen, die uns noch daran hindern, *wir selbst* zu sein. Befreien wir uns von ihnen, um unsere wahre Natur hervorschießen, erblühen und durch den Erdboden brechen zu lassen!

Noch einmal zur Verdeutlichung: Wird die natürliche, wachstumsfördernde Aggression, die Kraft der Umsetzung der eigenen Persönlichkeit unterdrückt (weil man sie in den Schattenbereich verschoben hat, etwa um anerkannt zu werden oder zugehörig zu sein), kommt es zu einem Verlust an Identität und einem Verlust an Handlungsfähigkeit. Das daraus resultierende Gefühl der Ohnmacht führt zunächst zu großem Stress und daraufhin zu einem Gefühl der Stase, der Unbeweglichkeit, der Starre. So beschreibt die Chinesische Medizin die Depression, und viele Depressive beschreiben den Zustand genauso. Auch in meiner Praxis finde ich die Ursache von Erschöpfung nicht immer in den Dingen, die meine Patienten *tun,* sondern in den Dingen, die sie *nicht tun!* Zum Beispiel unterlassen sie es aus unterschiedlichen Gründen, ihr Leben in der Ganzheit aller Anteile zuzulassen, ein Talent auszuleben, ein Bedürfnis durchzusetzen, ihre wahre Meinung zu äußern, ihrer Berufung nachzugehen – kurzum: ihre Identität zu entwickeln und zu leben, die sie zu leben bestimmt sind.

Man kommt nicht in Burn-out von dem, was man tut,
sondern von dem, was man nicht tut!

(Harald Reinhardt)

Die eigene Entwicklungskraft in den Schatten zu verschieben und die Chance zu verpassen, zu werden, wie man gedacht ist, führt also nicht nur dazu, dass uns (hoffentlich) bald (wieder) jemand unseren Schatten nachträgt, sondern dass wir womöglich ein Erschöpfungssyndrom (Burn-out) oder sogar eine Depression entwickeln, die das Leid unserer Seele verdeutlicht.

Wenn wir die Chance verpassen, zu werden, wer/wie wir gedacht sind, kann eine Erschöpfung (auch Burn-out) oder eine Depression die Folge sein.

Die Hauptwurzel für Verlust von natürlicher positiver Aggression ist die Angst vor Verlust von Beziehung und Liebe.

(Beate Strittmatter)

Das bedeutet, wir halten uns selbst zurück, damit der andere uns weiter gernhat, uns liebt, sympathisch findet, anerkennt und so weiter. Diese Rechnung kann jedoch niemals aufgehen und kostet uns einen hohen Preis: Wir verleugnen uns in dem, wer wir wirklich sind. Wir sind demnach *nicht* »authentisch«, setzen uns eine Maske auf und machen ständig mehr Platz für andere, als uns guttut.

Welche negativen Glaubenssätze stecken dahinter?

Nachfolgend siehst du einige dieser negativen Glaubenssätze (linke Spalte) sowie die dazugehörige positive Form (rechte Spalte), die du zum Testen nutzen kannst, um ein NEIN zu finden. Sofern du ein wenig üben möchtest, kannst du die rechte Seite abdecken und zunächst selbst eine positive Form des negativen Glaubenssatzes finden.

»Um dazuzugehören, muss ich …

- *… immer nett sein«*
- *… etwas geben«*
- *… einen Preis zahlen«*
- *… etwas opfern«*
- *… mich zurücknehmen«*

»Um dazuzugehören, muss ich …

- *… nicht immer nett sein«*
- *… nicht ständig nur geben«*
- *… keinen Preis zahlen«*
- *… nichts opfern«*
- *… mich nicht zurücknehmen«*

»Um dazuzugehören, darf ich nicht …

- *… meine Meinung sagen«*
- *… anders sein als die anderen«*
- *… mich zeigen«*
- *… Nein sagen«*
- *… Grenzen setzen«*
- *… meinen Platz einnehmen«*
- *… für mich selbst sorgen«*

»Ich gehöre dazu, auch wenn ich …

- *… meine Meinung sage«*
- *… anders bin als die anderen«*
- *… mich zeige«*
- *… Nein sage«*
- *… Grenzen setze«*
- *… meinen Platz einnehme«*
- *… für mich selbst sorge«*

Die natürliche Aggression als Wachstums- und Entwicklungsimpuls wird sehr schön in der Abbildung des Entwicklungsbaums von Mechthild Scheffer in ihrem Lehrbuch über die Bachblüten dargestellt. Dieser Entwicklungsbaum zeigt links die Möglichkeiten, die uns von Geburt an offenstehen, anhand einer Form, in die wir über die Zeit hineinwachsen können – oder auch nicht. In der Mitte ist der Entwicklungsbaum eines Menschen zu sehen, der es nicht gewagt hat, sich voll zu entfalten, und der hinter seinen Möglichkeiten zurückgeblieben ist. Rechts ist ein mit Leben ausgefüllter Entwicklungsbaum zu sehen – so, wie man sich den Begriff »ein erfülltes Leben« vorstellen kann.

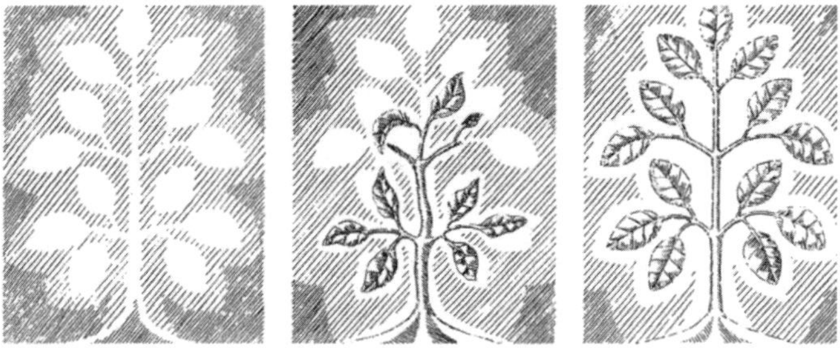

»Baum der Möglichkeiten« (mit freundlicher Genehmigung aus: Mechthild Scheffer: Die Original Bachblütentherapie: Das gesamte theoretische und praktische Bachblüten-Wissen. Irisiana Verlag)

Dieser Entwicklungsbaum sieht natürlich für jeden Menschen anders aus: jeder Ast, jede Verzweigung, jede Knospe und jedes Blatt, die aus dem Stamm gebündelter Potenziale hervorgehen. Jeder trägt solche Potenziale von Geburt an in sich und ist dazu berufen, sie zu entdecken und zur Entfaltung zu bringen, indem er seiner wahren Natur folgt. Das bedeutet wiederum: Ein Tänzer wird niemals ein akribischer Finanzbeamter und umgekehrt. Finden hingegen beide ihren Weg und werden sich ihres wahren Selbst bewusst, können sie ihre Talente leben und die eigene Lebensenergie beginnt wieder frei zu strömen.

Um den freien Fluss der Lebensenergie – oder das Qi – des Menschen bemühen wir uns letztendlich in allen therapeutischen Richtungen – sei es in der Traditionellen Chinesischen

Medizin (TCM) oder in der Psychotherapie. Die Frage, die du dir auf deinem Weg stellen kannst, sobald du merkst, dass du dich selbst zurückhältst, lautet: *Lohnt es sich wirklich, die Angst oder den Schmerz zu meiden und vor dem eigenen Schatten davonzurennen? Oder erkennst du in der Annahme des Unbekannten und Angstmachenden in dir das Potenzial zur Entfaltung all der Facetten und Möglichkeiten, die du bereits in dir trägst?*

Es dürfte zu den bittersten Erfahrungen eines Menschen gehören, am Ende seines Lebens erkennen zu müssen, dass man seine Möglichkeiten nicht gelebt, seine Talente nicht ausgeschöpft hat.

(Harald Reinhardt)

Vergebung

Bevor ich weitere Fallbeispiele mit dir teilen werde, möchte ich an dieser Stelle auf das stets aktuelle Thema »Vergebung« kommen. Manche Autoren, die sich dem Thema widmen, sehen in der Vergebung die Heilung für den Menschen selbst. Vergebung im Sinne von: seinem Gegenüber verzeihen. Selbstverständlich macht Vergebung das Herz frei und hilft beim Loslassen alter Erinnerungen. Aber das allein reicht nicht aus.

Hätte der Bahnbeamte Georg den Reisenden einfach vergeben – was wäre danach passiert? Nichts. Die Dinge wären genau so geblieben. Auch eine Frau, die von ihrem Mann geschlagen wird, könnte ihm vergeben, wieder und wieder, und es würde sich nichts ändern, weil sie in einer alten Dynamik festhängt. Auch hier gilt es, die tieferliegenden Mechanismen aufzudecken, die Menschen in alten Mustern gefangen halten, solange sie ihren natürlichen Platz nicht einnehmen. Was hierbei Vergebung wirklich bedeutet, bringt C.G. Jung einmal mehr sehr treffend auf den Punkt:

Verzeihen kann man erst, wenn man sich mit dem »inneren Feind« ausgesöhnt hat, den man auf den anderen projiziert.

(Carl Gustav Jung)

Mit anderen Worten: Es wird nichts ändern, »einfach nur« deinem Gegenüber zu vergeben. Es geht darum, in deinem Gegenüber deine eigenen Schatten und Projektionen zu erkennen, die du dir sodann *selbst vergibst*. Erst dann kann auch wirklich von Vergebung die Rede sein.

Wollen wir uns hierzu ein Beispiel ansehen, das die Dynamik dahinter veranschaulicht. Thema: »Mein Mann unterdrückt mich.« Ich muss hier keine Namen nennen, weil es so oft vorkommt. Unterdrückung kann Beziehungen jeglicher Art betreffen – zu Freunden, Kollegen, Bekannten –, und leider geschieht dergleichen allzu oft. Aber wenn man genauer hinsieht, kann hier zugleich eine geheime Dynamik erkannt werden, die Opfer und Täter wie Schlüssel und Schloss zusammenführt und im Kern das Potenzial zur Befreiung beider Seiten beherbergt.

Schauen wir uns an, wie eine Partnerschaft im Idealfall aussehen sollte: gleichberechtigt. Das heißt, beide Seiten nehmen etwa den gleichen Platz ein (vorübergehende Ungleichgewichte gibt es natürlich immer, etwa bei Krankheit, großem Stress etc., aber das sollten – idealerweise – die Ausnahmen bleiben).

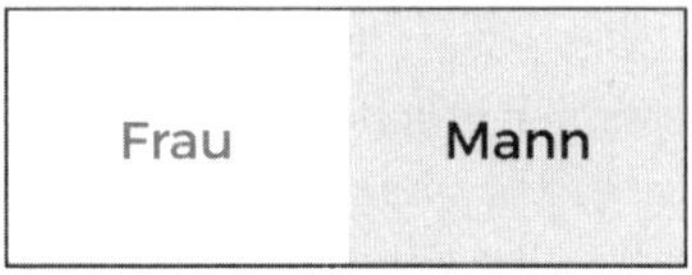

Gleichberechtigte Beziehung

In vielen Fällen nimmt ein Partner – häufig ist es die Frau – ihren Platz nicht ein, zum Beispiel aufgrund eines früh verinnerlichten Prinzips wie *»Sei ein liebes Mädchen – erst sind die anderen dran, dann du«*. Dieses Prinzip mag einst hilfreich gewesen sein, um unbeschadet durch die Kindheit zu kommen. Doch weil dadurch ein »leerer Platz« entsteht, wird der Partner, den sie auswählt, diesen Platz zwangsweise einnehmen. Die Natur kennt nämlich kein Vakuum. Oder sie wählt von vornherein wie magisch einen Partner, der diesen Platz aufgrund seines Charakters schon von sich aus einfordert:

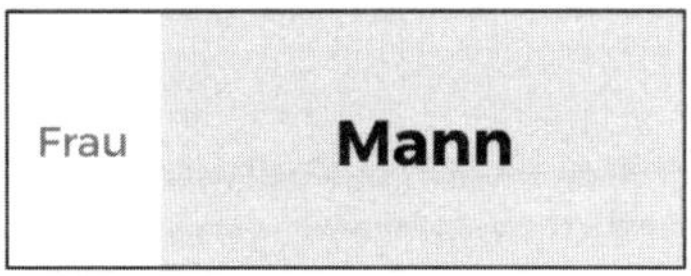

Die Frau nimmt hier ihren Platz nicht ein.
Der Mann füllt ihn automatisch aus;
er verhält sich dominant in irgendeiner Form.

Obwohl sich die Frau kurzfristig vollständig, angekommen und verbunden fühlen mag, ist das spätere Auftreten ihres eigenen Schattens vorprogrammiert. Aus dem Physikunterricht erinnerst du dich vielleicht an die Lehre von den Gasen. Gib einem Gas einen Liter Platz, und es wird auf einen Liter zusammengedrückt. Gib der gleichen Gasmenge 5 Liter Platz, und dieses Gas wird das ganze Gefäß einnehmen, ganz natürlich und mühelos. Gib ihm 10 Liter Platz, und auch dieser Raum wird vom Gas ausgefüllt werden. Genauso ist das mit einem Partner: Er nimmt irgendwann (zwangsweise und der Natur entsprechend) den Platz ein, der ihm angeboten wird. Im Gespräch mit mir äußerte sich sogar eine Frau einmal dementsprechend: »Ich spüre, dass ich quasi gezwungen werde, meinen Partner zu dominieren. Aber was soll ich tun? Er nimmt einfach seinen Platz nicht ein.«

Die Frau, deren Partner zu viel Platz einnimmt, spürt allmählich dieses Ungleichgewicht; ihr Partner wird dominant und im schlimmsten Fall handgreiflich. Solange diese Frau nichts von den natürlichen Gesetzen in der Partnerschaft weiß und zudem noch besonders gut erzogen ist, verzeiht sie ihm. An der Gewaltbereitschaft ihres Partners wird das sehr wahrscheinlich nichts ändern. Er wird also wieder übergriffig. Und sie verzeiht ihm erneut – wieder und wieder und wieder. So geht das vielleicht eine unglückselige Zeit lang, bis sie genug hat und sich trennt.

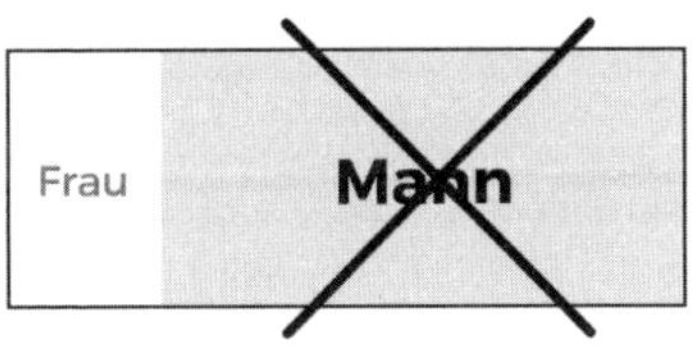

Sie trennt sich.

Sie verliebt sich daraufhin neu, und weil sie die Dynamik von vorher noch nicht erkannt hat, bleibt in der neuen Partnerschaft alles beim Alten: Sie bietet auch dem neuen Partner einen zu großen Platz an (warum auch nicht, hat doch in der Kindheit immer funktioniert ...?).

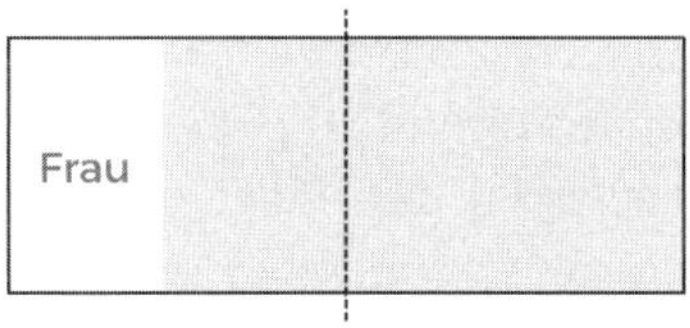

Sie ist allein und nimmt ihren Platz immer noch nicht ein.
Die gestrichelte Linie zeigt den Platz, den die Frau eigentlich selbst einnehmen sollte!

Der zu große Platz wird vom neuen Partner auch bereitwillig eingenommen (warum auch nicht, schließlich liegt es in der göttlichen Natur, sich auszudehnen?!). Und siehe da: Der neue Partner entpuppt sich nach der anfänglichen Verliebtheitsphase als ähnlich wie der, den sie zuvor hatte.

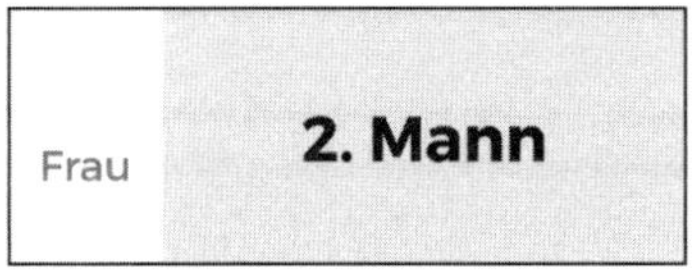

Der zweite Mann füllt den Platz wieder aus.

Vielleicht hat sich die Frau bereits etwas weiterentwickelt, und der neue Mann ist zwar nicht mehr übergriffig, dominiert und unterdrückt sie aber dennoch weiterhin. Vielleicht wird sie sich noch einmal trennen und noch einmal weitersuchen, doch irgendwann wird sie sich (hoffentlich) dieser Dynamik bewusst werden und erkennen: *Es muss etwas mit ihr selbst zu tun haben.* Im besten Fall beginnt sie also, zu hinterfragen, zu reflektieren, sich zu entwickeln und ihren Platz einzunehmen. Auf diesem Weg wird sie sich ihrer negativen Glaubenssätze bewusst, die zum Beispiel so lauten:

- *»Sei ein liebes Mädchen – erst die anderen, dann du.«*
- *»Ich lasse besser die anderen vor, dann mögen sie mich.«*
- *»Ich darf mich nicht so zeigen, wie ich bin, sonst gehöre ich nicht dazu.«*
- *»Ich mache mich klein, dann sieht mich niemand und ich kann nicht negativ auffallen.«*
- *»Ich bin immer nett, dann sind die anderen auch nett zu mir.«*

Indem sie diese Glaubenssätze wandelt – zum Beispiel anhand von *NeuroReset* –, schafft sie in sich selbst Platz für all die wundervollen Facetten ihrer selbst, die zuvor nicht gelebt werden konnten, und kann nun auch im Außen ihren Platz einnehmen.

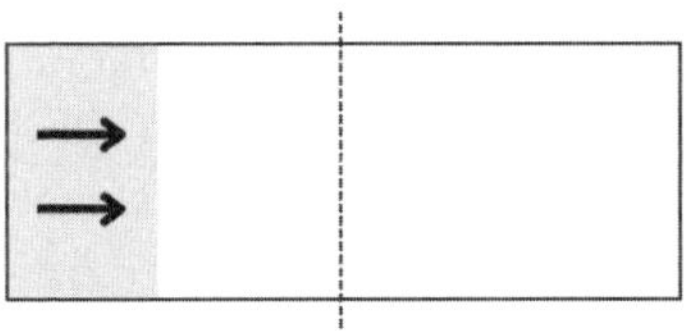

Erst die eigene Entwicklung verspricht einen Partner, der nicht übergriffig ist.

Jetzt ist sie endlich bereit für eine gleichberechtigte Partnerschaft! Und jetzt, als gereifte Persönlichkeit, wird sie ebenso magisch wie zuvor einen passenden Partner anziehen. Doch dieser Mann dient nun nicht mehr (vorrangig) dazu, ihre eigenen Lücken zu füllen. Stattdessen spiegelt und vermehrt er ihr in dieser neuen, gesunden Beziehung (vorrangig) die Fülle und Liebe, die sie bereits in sich selbst gefunden hat. Das heißt *nicht,* dass in dieser neuen Beziehung keine Konflikte, Herausforderungen und Schatten mehr zutage treten, jedoch können diese nun aufgrund des erweiterten Bewusstseins leichter und konstruktiver genutzt werden, um die Selbsterkenntnis und das Wachstum beider Seiten gleichermaßen zu beflügeln.

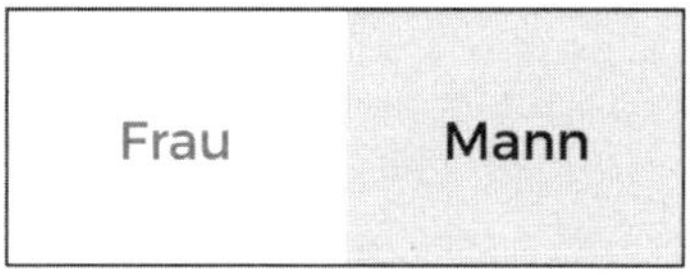

Sie zieht jetzt »magisch« einen gleichberechtigten Partner an – und es entsteht eine gleichberechtigte Beziehung.

Die Einsicht, dass dein Partnerschaftsproblem mit dir selbst zu tun hat, ist oft ein schwerer, aber enorm befreiender Schritt. Auch wenn du dir schmerzhafter Themen bewusst werden musst, kannst du deinem Partner am Ende immer dankbar sein, weil er dir kaum eine Wahl lässt, dich auf die Suche danach zu begeben, was in dir selbst ans Licht geholt werden möchte. Selbstverständlich bedeutet das nicht, dass du verletzendes Verhalten entschuldigst und duldest. Es gibt dir allerdings die Chance, dir deiner selbst bewusst zu werden.

Wo eine Trennung in vielen Fällen eine gesunde und richtige Entscheidung sein kann, um sich dem Selbstschutz zuliebe erst einmal der eigenen Entwicklung zu widmen (statt sich zum Beispiel weiterhin einem gewaltsamen Partner auszusetzen und in ständige Retraumatisierung zu fallen), kann es in vielen anderen Fällen Berge bewegen, wenn man sich für die untergründigen Dynamiken öffnet und schaut, was in Wahrheit hinter dieser »schrecklich nervenden« Eigenschaft des Partners steckt. So wird deine Entwicklung nicht nur zum Katalysator für eine erfüllende Beziehung, sondern für alles, was dir in deinem Umfeld begegnet: bei der Arbeit, in deinen Freundschaften, in deiner Familie, in allem, was du bist und lebst. Das bedeutet: mehr Raum, mehr Licht, mehr Platz für die Liebe! Und schon wird das gesamte Leben viel leichter.

Seinen Schatten zu integrieren, ist wie ein Umzug von einer 2-Zimmer-Wohnung in eine 5-Zimmer-Wohnung.

(Ken Wilber)

Ich empfehle dir hierzu auch das Buch *»Das Gesetz der Resonanz«* von Pierre Franckh (Koha-Verlag). Falls du lieber hörst als liest: Das Buch gibt es unter dem gleichen Titel auch als Hörbuch.

Überblick über die wichtigsten Schritte bei der Schattenarbeit

1. Verständnis:
Verstehe, dass es tieferliegende Dynamiken und die unbewusste Verdrängung von eigenen Anteilen (Schatten) gibt.

2. Anerkennung:
Erkenne an, dass auch du davon betroffen bist.

3. Bereitschaft:
Sei bereit, deinen ausgeschlossenen Anteilen (Schatten) zu begegnen.

4. Überwindung:
Überwinde deinen Stolz und ziehe in Erwägung, dass das, was dich triggert, dir immer Anteile offenbart, die du selbst ausgeschlossen hast.

5. Bewusstwerdung:
Werde dir bewusst, welche Anteile du abgespalten hast.
Waches Bewusstsein ist heilendes Bewusstsein!

6. Achtsamkeit:
Sei achtsam und hinterfrage deine eigenen Überzeugungen, derentwegen du Teile deiner selbst weggesperrt hast.
Nicht alles, was du denkst, ist wahr!

7. Integration:
Integriere deinen Schatten, indem du dir erlaubst, abgelehnte Anteile bewusst aus dem »Keller« herauszulassen, ans Licht zu holen und wieder willkommen zu heißen.

8. Hingabe:
Lass deine Seele arbeiten, denn sie weiß es – wenn man so weit gekommen ist – am besten. Manchmal muss etwas Altes, Überholtes in einem sterben, damit Neues daraus erwachsen kann.

9. Professionelle Unterstützung:
Nimm bei Bedarf professionelle Hilfe in Anspruch. Du bist niemals allein auf deinem Weg!

⊙ **Die Heilung und Lösung von Schattenthemen besteht immer darin, den eigenen Schatten zu erkennen und die abgelehnten, weggesperrten Themen aus dem dunklen »Keller« herauszulassen, ans Licht zu holen und willkommen zu heißen.**

⊙

Übung: Du hast nun einiges über Schatten gelernt, und wie immer gilt: Wissen allein reicht nicht. Erst Übung und Selbsterfahrung machen dich zur Meisterin, zum Meister. Natürlich können wir hier nicht mal eben schnell den Geist (Schatten) aus der Flasche lassen, dennoch kannst du dich aktiv mit deinen Schatten beschäftigen, indem du dir überlegst, was dich zurzeit herausfordert und inwiefern dir in diesen Herausforderungen auch Geschenke bereitgelegt werden – in Form von Selbsterkenntnis und Bewusstwerdung verdrängter Anteile.

Schreibe dir hierzu auf, was oder wer dich in letzter Zeit besonders irritiert, aufgewühlt oder verärgert hat. Vielleicht ist es zum Beispiel eine Eigenschaft deines Partners oder eines Freundes, die dich stark triggert und die du am liebsten verändern würdest.

Zur Erinnerung: Aspekte, die du bei deinem Gegenüber ablehnst, sind in der Regel Aspekte, die du bei dir selber ausschließt – also ein Schattenthema von dir. Versuche daher diese Ablehnung in eine positive Bahn umzulenken und schaue, inwiefern du dir von dieser »negativen« Eigenschaft womöglich auch etwas abschauen oder dich sogar davon inspirieren lassen kannst. Vielleicht findest du unbewusste Anteile in dir, die dich darauf aufmerksam machen, dass du diese Eigenschaften gerne leben würdest, und die dein Leben wieder vollständiger machen würden.

Beispiele:

»Negative« Eigenschaft oder »negatives« Verhalten

1. Jemand parkt einfach im Halteverbot.
2. Eine auffällig und knapp bekleidete Person tanzt durch die Fußgängerzone.
3. Dein Partner vergisst zum wiederholten Mal, den Müll rauszubringen, und macht es sich stattdessen auf dem Sofa gemütlich.
4. Deine Freundin kauft sich ständig neue Klamotten und kommt daher wie ein bunter Paradiesvogel.

Positive Umlenkung:
Was erlauben sich diese Leute?

1.–4. Alle diese Personen nehmen sich Freiraum, leben ihre Sorglosigkeit und entspannen sich in ihr Sein hinein. Es ist ihnen egal, was andere von ihnen denken, sie lassen ihren Impulsen freien Lauf und machen, was sie wollen. Wo der eine mal schnell im Halteverbot parkt, weil er kurz was abladen muss, da tanzt die andere sorglos durch die Gegend. Dein Partner lässt es sich gut gehen, statt erst mal die notwendige Arbeit zu erledigen, und deine Freundin lebt so bunt und lebendig aus sich selbst heraus, dass sie einem aus hundert Metern Entfernung in den Blick springt. *Was davon würdest du gerne mehr leben?*

⊙

Schattenarbeit fällt uns deshalb oft schwer, weil wir unseren (falschen) Stolz mal beiseitelegen müssen, um anzuerkennen, was wir selbst so lange Zeit verdrängt haben. In diesem Moment der Selbsterkenntnis können wir uns durchaus auch schwach, falsch und verraten fühlen – von uns selbst. Doch die Wahrheit ist: Wir alle haben Themen. Wir alle haben Ängste. Wir alle müssen uns erst einmal von den Schichten alter Konditionierungen und negativer Glaubenssätze befreien, die uns so lange gefangen gehalten haben. Nur wenige haben überhaupt den Mut, sich in den eigenen Tiefen zu begegnen.

Statt uns also schwach, falsch oder gar verraten zu fühlen aufgrund all der Schatten, die uns plötzlich bewusst werden, dürfen wir lernen, uns verständnisvoll zu begegnen und vollumfänglich anzunehmen, so, wie wir hier und jetzt sind, mit allen Themen, »Päckchen« und scheinbaren Mängeln, denen wir gerade begegnen. Gerade im Annehmen können wir unsere Würde und unseren wahren Wert wiederfinden; sie sind nicht im schönen Schein des Ego zu finden, das die eigenen Schattenseiten ausklammert, sondern in der Fülle sämtlicher Anteile, die wir in uns wieder willkommen heißen sollen.

Bereit sein heißt im Sinne der Schattenarbeit eben auch, das eigene Ego zu überwinden und sich zu hinterfragen: *»Vielleicht liegt es doch ein Stück weit an mir? Vielleicht ist der andere gar nicht so blöd/rücksichtslos/unausstehlich* (oder was auch immer wir ihm als ›Diagnose‹ übergestülpt haben)*?«* Es gehört allenfalls eine gehörige Portion Bereitschaft dazu, die Rechthaberei abzulegen, Schuldzuweisungen zu unterlassen und stattdessen Verantwortung für sich selbst zu übernehmen. Erst dann sind wir überhaupt fähig, in unsere eigene Kraft zurückzukehren und etwas zu verändern – um uns wieder der Fülle an Möglichkeiten, Geschenken und Segnungen zu öffnen, die das Leben für uns bereithält.

Journal

Vielleicht spürst du nach diesen Zeilen, dass es eine echte Herausforderung ist, den eigenen Schatten mit Offenheit und Ehrlichkeit zu begegnen. Und doch liegt genau hier die größte Chance: in der Bereitschaft, sich Tag für Tag ein Stück mehr zu sehen, zu verstehen und anzunehmen.

Damit dieser Weg für dich nicht nur ein theoretisches Konzept bleibt, sondern zu einer gelebten Erfahrung wird, habe ich ein besonderes Werkzeug für dich entwickelt: das kostenfreie **NeuroReset Schatten-Journal.**

Es begleitet dich 30 Tage lang und schenkt dir einen klaren Rahmen für deine persönliche Schattenarbeit. Mit täglichen Fragen, Reflexionsimpulsen und kleinen Übungen wirst du Schritt für Schritt erkennen, welche Situationen dich herausfordern, welche alten Muster dahinterstehen und wie du sie allmählich in ein neues Licht rücken kannst.

Das Journal bietet dir den Raum für Ehrlichkeit mit dir selbst. Es unterstützt dich dabei, dir deine inneren Prozesse bewusst zu machen, Verantwortung für dich zu übernehmen und die Veränderungen sichtbar werden zu lassen, die schon längst in dir reifen.

Du kannst dir das Schatten-Journal kostenfrei herunterladen unter www.neuroreset.io/begleitmaterial

Scan Me

KAPITEL 6

»SOUND DER KINDHEIT«

Frieden ist nicht die Abwesenheit von Konflikten,
sondern die Fähigkeit, mit ihnen umzugehen.

(Mahatma Gandhi)

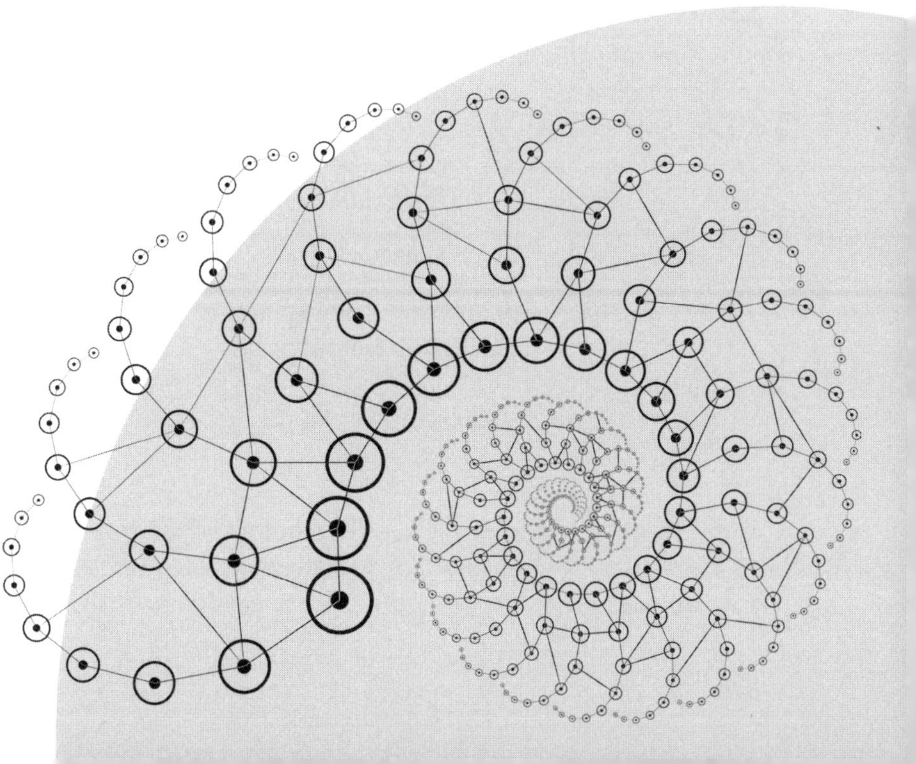

Sicherlich kennst du jemanden, der zu dir kommt und klagt: »Ich habe das und das …, und mir passiert dies und das …, und ich weiß ja, das kommt von früher, aber …« Und du fragst dich insgeheim: »Warum änderst du nicht endlich wirklich etwas an der Situation?« Während du zugleich genauso gut weißt: Von außen ist es immer leichter, eine Situation zu betrachten, als selbst darin zu stecken – blind geworden für die eigenen Muster. Trotzdem ist es faszinierend, wie sich etwas wie von Zauberhand wiederholt: Warum gerät jemand zum Beispiel x-mal in einen finanziellen Engpass? Warum sucht sich jemand »versehentlich« immer wieder die gleiche »Art« von Menschen aus und gerät in einen Konflikt mit ihnen? Warum wissen ausgerechnet diejenigen so gut deine Knöpfe zu drücken und dich zu verletzen, die du am meisten liebst? Warum gehen Menschen immer wieder im Karussell alter Gewohnheiten verloren, die sie eigentlich längst hinter sich lassen wollten?

Egal, welchen Herausforderungen du im Leben begegnest – dahinter stecken in der Regel Glaubenssätze; sie erschaffen eine Realität, die du dir eigentlich gar nicht wünschst, aber an die du unterbewusst glaubst. Diese Glaubenssätze sowie daraus entstehende Muster und Zyklen werden maßgeblich von den Prägungen der Kindheit beeinflusst, weshalb es sich lohnt, die Brille der Kindheit zu durchleuchten, denn:

Wer die Kränkungen der Kindheit nicht ansieht,
erlaubt ihnen Macht über uns.

(Pater Anselm Grün)

Alten, verdrängten Schmerz aus der Kindheit wiederholen wir als Erwachsene in ähnlicher Form. Das spielt sich meist genau dort ab, wo unser Herz sitzt – sprich: in den wichtigsten

Beziehungen, etwa mit dem Partner, den Eltern, Freunden oder auch bei der Arbeit. Hinter dieser »Wiederaufführung« steckt das tieferliegende Bedürfnis der Seele, alte Geschichten aus der Kindheit aufzudecken und den darin verborgenen Schmerz zu heilen, um sie sodann neu umzuschreiben ... und dieses Mal besser ausgehen zu lassen. Ein »Happy End«, nach dem wir uns sehnen und das wir alle zu finden bestimmt sind – vorausgesetzt, wir sind bereit, unsere Muster und Schatten auch wirklich zu wandeln. Inzwischen weißt du: Schatten und Muster sind im Kern niemals negativ, weil sie uns (immer und immer wieder) die Möglichkeit geben, etwas zu erkennen und aufzulösen, das uns von klein auf belastet hat; einen Schmerz aufzulösen, den wir als Kind nicht ausreichend verarbeiten konnten, weil es uns zum Beispiel an emotionaler Fürsorge, Unterstützung, Liebe oder materieller Sicherheit gefehlt hat. In diesem Sinne verstehst du sicherlich, dass sich dein inneres Kind immer wieder bei dir als Erwachsener meldet, damit du dich seiner annimmst. Mach dir bewusst:

Das innere Kind ist die wichtigste Größe
für unser Liebesleben.

(Harald Reinhardt)

Das innere Kind ist auch die wichtigste Größe in unserem
Berufsleben ... und überhaupt in unserem ganzen Leben!

(Beate Strittmatter)

Unser inneres Kind wird zwar in der inneren Arbeit oft mit Schatten und Verletzungen assoziiert, doch im Kern steht es für die unbändige Kreativität, Neugierde, Verspieltheit, Freude und Leichtigkeit, die jeder Mensch in die Wiege gelegt bekommt. Im Lauf des jungen Lebens können diese Sonnenseiten jedoch von Verletzungen und Prägungen überlagert werden, die unsere wahre, sonnige Natur verschleiern und nicht selten in Vergessenheit geraten lassen. Doch sei zuversichtlich: Unsere Seele weiß ganz genau, wie sie uns diese Themen ins Bewusstsein führt. Dafür benutzt sie eben auch den einen oder anderen Trigger, der unsere Gefühls- und Glaubenswelt ordentlich in Aufruhr versetzt. Nur so werden wir wach für das, was uns seit Jahren im Inneren gefangen hält.

Je weniger wir uns in solchen Situationen unserer eigenen Wunden und Glaubenskonstrukte bewusst sind, desto leichter verfallen wir in die Rolle des verletzten Kindes. Unser Schmerzkörper ist aktiv, und wir reagieren, als wären wir nicht wir selbst. Im Grunde ist es unser inneres Kind, das reagiert, wenn »es« im Büro oder zu Hause hakt, knattert und kracht. Überall sind erwachsene Kinder zu finden, die streiten, missgünstig oder eifersüchtig sind, sich nicht gesehen und nicht gewürdigt fühlen, die stärker sein wollen, andere mobben und Sandburgen zertreten.

Während unsere verletzten inneren Kinder ziemlich viel Unruhe stiften können, sind sie gleichzeitig der ideale Wegweiser, wenn es darum geht, unsere zarten inneren Anteile und Bedürftigkeiten wahrzunehmen und freundlich mit uns umzugehen. Erst wenn dieser Kontakt wirklich stattgefunden hat, verankern wir uns wieder in unserer Wahrheit und können vom Außen unabhängig werden, indem wir unsere Bedürfnisse selbst erfüllen (dafür sind Psychosynthese-Seminare im Übrigen sehr zu empfehlen).

Den Blick zurück in die Kindheit zu werfen, bedeutet *nicht,* sich in seiner Vergangenheit zu verlieren, geschweige denn, es zu versäumen, nach vorne zu schauen und weiterzugehen.

Im Gegenteil: Eben dieser Blick zurück in die Vergangenheit macht es meist erst möglich, klar nach vorne zu blicken und mit neu gewonnener Kraft Fortschritte zu machen. Seine Vergangenheit einfach zu skippen, würde außerdem bedeuten, all die Fähigkeiten und Potenziale abzulehnen, die wir von klein auf mit jeder einzelnen Erfahrung auf unserem Weg formen und die auch für unsere spätere Berufung essenziell sind.

Dein inneres Kind hat es daher nicht nur verdient, in seinem Schmerz gesehen und angenommen zu werden, sondern auch in seinen Gaben, Interessen, Fähigkeiten, Stärken und all den lichtvollen Seiten, die wir als Erwachsene leider viel zu oft als normal, selbstverständlich oder unbedeutend abtun. In jedem Fall lohnt sich also die Reise zurück in die Kindheit, auch wenn es im Rückblick kurzzeitig etwas dunkler werden kann. Dahinter steckt immer das Licht, das hervorgeholt werden möchte und das es uns ermöglicht, als vollständige, ganze Wesen wieder vorwärtszugehen. Eine Polarität, die es wieder mal zu vereinen gilt und in deren Mitte wir die goldene Wahrheit finden.

Die Wiederholung alter Geschichten

Gerade in der Partnerschaft machen sich verdrängte Kindheitserinnerungen besonders »gerne« bemerkbar. Wie kaum irgendwo anders wiederholen wir hier gekonnt die alten Geschichten, wenn Prägungen und Glaubenssätze noch nicht (genügend) bearbeitet wurden beziehungsweise der Partner als »Lückenfüller« dienen soll oder er uns in irgendeiner Weise »vertraut« vorkommt. Bei diesem Vertrautheitsgefühl handelt es sich häufig um Verhaltensweisen oder Eigenschaften, die wir bereits von unserer Mutter oder von unserem Vater kennen: Sie führen dazu, dass wir uns gewissermaßen *sicher* fühlen, wie auf vertrautem Terrain – ungeachtet dessen, ob sie uns einst dienlich waren oder uns vielleicht sogar verletzt haben. Damit tappen wir in die »Falle« des Wiedererkennens. Von frisch Verliebten hört man in diesem Fall oft den Satz: »Es ist, als würde ich ihn/sie schon immer kennen.« Mit anderen Worten: *»Ich erkenne in dir jemanden, der schon damals mit mir so umgegangen ist, wie du es mit mir tun wirst, weil ich meinen eigenen Schmerz noch nicht gewandelt habe.«*

Die »Falle« des Wiedererkennens ist keinesfalls negativ zu bewerten, denn: Deine Seele besitzt unendliche Weisheit, die dir grundsätzlich Heilung und Ganzwerdung ermöglicht – und damit die Rückkehr in dein wahres Selbst. Daher führt sie dich zu genau jenen Menschen, die dir am besten helfen werden, deine persönlichen Themen zu erkennen und zu heilen. Indem diese Person eben auch die eine oder andere Geschichte mit dir aufführt, die du bereits aus der Kindheit kennst, sodass die Themen dahinter von dir erkannt und geheilt werden können.

Partnerschaft ist der Pfad, wieder »ganz« zu werden.

Wir suchen uns mit einer größeren Genauigkeit als eine amerikanische Cruise den Partner, mit dem wir unangenehme Erlebnisse der Kindheit wiederholen können.

(Hendrix Harville: Getting the love you want. New York: Henry Holt and Company)

Michael Lukas Moeller – ich habe zwei seiner Bücher bereits weiter vorne in diesem Kapitel erwähnt – hebt diesen Prozess auf eine höhere Ebene und beschreibt ihn sehr plastisch: Die Seelen zweier Menschen tauschen sich bereits vorab darüber aus, welche Geschichte sie später in ihrer Beziehung »aufführen« möchten und was sie sich dabei gegenseitig »anbieten«

können. Sie schließen eine Art geheimes Abkommen auf Seelenebene, das sich im Kern immer um gegenseitige Unterstützung bei Wachstum und Heilung dreht – ohne eine Verpflichtung, die Löcher des jeweils anderen zu füllen, und ohne Abhängigkeiten und falsche Verantwortungsgefühle.

Die Verliebtheit führt in der Regel Partner zusammen, die genau dort, wo es der andere am nötigsten brauchen würde, nichts geben können und umgekehrt!

(Beate Strittmatter)

Um wieder in harmonischen und erfüllenden Beziehungen zu uns selbst und anderen Menschen zu leben, kommen wir also nicht umhin, uns unserer Blockaden aus der Kindheit bewusst zu werden: Wie beeinflussen sie unser heutiges Handeln? Führen sie zu Konflikten, die zum Großteil Ausdruck ungelöster Elternbeziehungen sind?

Leider wissen nur wenige Menschen von dieser Dynamik und tappen verdutzt, mit Energieverlust und Leid in Erlebnisse hinein, die zwangsläufig die ungebetenen Gefühle von einst wiederholen. Einerseits wünsche ich mir manchmal, ich hätte dieses Wissen bereits früher gehabt, dann hätte ich mir einige schmerzhafte Umwege und viel Zeit ersparen können. Andererseits weiß ich, dass sich unsere Seele stets am besten auskennt und uns gegebenenfalls den einen oder anderen Umweg gehen und Entwicklungen durchlaufen lässt, die uns am Ende wiederum die nötigen Ressourcen aufbauen lassen, um uns unseren Themen aus der Kindheit öffnen zu können.

Solltest du aktuell auffälligen Herausforderungen begegnen, vertraue deinem Weg und erinnere dich daran, dass es eben diese Krisen im Leben sind, die dir schließlich Heilung, Wachstum und Erkenntnis schenken, um dich in deine Freiheit zurückzuführen.

Erinnere dich an die prägnante Aussage von C.G. Jung, dass unerwünschte Wiederholungen als Wegweiser dienen.

Diese Herausforderungen dienen uns in jedem Fall! Selbst dann, wenn der Geist aus der Flasche genau dort auftaucht, wo er am meisten stört, wo wir am wenigsten mit ihm rechnen und wo wir ihn am wenigsten gebrauchen können. Dort tut es am meisten weh, doch hier erhalten wir auch den größten Antrieb, etwas – nämlich (bei) uns selbst! – zu ändern. Wo immer wir also auf Hindernisse stoßen oder in Sorge sind, es gehe nicht mehr weiter, sind wir lediglich an einem Punkt angekommen, an dem wir aufgerufen werden, in uns selbst hineinzuschauen und uns zu wandeln. Danach wird es auch im Außen wieder vorangehen. Freiheit findest du daher immer in dir, durch deine Heilung. Diese Heilung muss nicht schwer, langwierig und anstrengend sein, im Gegenteil! Mit den richtigen Werkzeugen kann Veränderung in Sekundenschnelle geschehen, zum Beispiel mit *NeuroReset.*

Prägungen und Loyalitäten

Zur Einstimmung darauf, wie sich alte Kindheitsthemen in aktuellen Beziehungen widerspiegeln, sehen wir uns ein Fallbeispiel an, das die zugrundeliegenden Dynamiken nachvollziehbar macht. Zudem werden wir hier noch etwas tiefer in die Glaubenssatz-Arbeit einsteigen und die Rolle transgenerationaler Prägungen und tieferliegender Ängste betrachten, die die Auflösung alter Glaubenssätze behindern können.

· FALL AUS DER PRAXIS ·

Wie unsere alten Wunden uns krank machen

Patrick, 40 Jahre alt, mit Tinnitus (Ohrgeräuschen), kommt mit der Diagnose Burn-out zu mir in die Praxis, geschickt von einem ärztlichen Kollegen. An seinem Arbeitsplatz in einem Autohaus sei einfach alles schrecklich; er ertrage das einfach nicht mehr länger. Ich frage ihn, was denn das Schrecklichste sei, worauf er sagt: »Mein Chef hört mir einfach nicht zu!« Ich bin ziemlich erstaunt. *Das* ist das Problem? Denn so, wie Patrick es sagt, zeugt es von großer emotionaler Betroffenheit, ja von großem Schmerz. Eigenartig für ein Arbeitsverhältnis, oder nicht? Ich frage ihn daher: *»Und wer hat früher nicht zugehört, so wie Ihr Chef heute?«* Er weiß es sofort: »Mein Vater.«

Das also ist es! Er wiederholt hier diesen großen Schmerz aus der Beziehung zu seinem Vater; er »inszeniert« ihn erneut – in diesem Fall mit seinem Chef, den er ansonsten sehr respektiere. Dass der Chef ihm nicht immer zuhört, löst bei dem Patienten die gleichen unerträglichen Gefühle aus, die er damals als Kind hatte – was ihn frustriert und wehrlos fühlen lässt. Ich erkläre ihm, dass viele Menschen unter einem »Wiederholungszwang« stehen und wie ein Magnet schmerzhafte Situationen, Menschen und Umstände anziehen, die ihnen ihren verdrängten Schmerz bewusst machen sollen.

Weiterer Verlauf:
Allein das Erkennen der Situation half Patrick, seine enorme Anspannung am Arbeitsplatz zu entschärfen. Er brauchte nicht mehr wütend auf den Chef zu sein und sich unbeachtet zurückgelassen zu fühlen, denn er wusste jetzt, dass er gerade seine alten Gefühle wiederholte. Allerdings verstand er auch, dass es hier ein Thema nachzuarbeiten galt – gegebenenfalls mit professioneller Hilfe in Form von Selbsterfahrung, Psycho-

synthese oder sonstigen geeigneten Methoden, die der Bearbeitung belastender kindlicher Eindrücke dienen können.

Zu jener Zeit, als Patrick in meine Praxis kam, war ich mit der NeuroReset-Methode noch nicht so weit. Schauen wir uns daher im Detail an, wie wir sein Thema hätten lösen können:

Heute würde ich den Klienten in einem solchen Fall in diese offenbar großen Kummer bereitende Erinnerung zurückschicken und an seinem Ohr schauen, wo diese Erinnerung mit alten Gefühlen verbunden ist. Die schmerzhaften Gefühle müssen entkoppelt werden, damit sie nicht ständig im eigenen Leben »neu aufgeführt« werden. Dadurch wird das Problem nicht verschoben, sondern tatsächlich in der Tiefe aufgelöst. Fertig, Ende, vorbei.

Folgende positive Glaubenssätze hätten den Fall unterstützt:

- *»Ich bin bereit anzuerkennen, dass mein Chef nicht mein Vater ist.«*
- *»Ich bin bereit anzuerkennen, dass mir das alte Thema von früher nochmals angeboten wird, damit es hier und jetzt aufgelöst werden kann.«*
- *»Ich bin bereit, alles, was am Arbeitsplatz und auch zu Hause passiert, zu mir zurückzunehmen, um zu erfahren, was es mit mir zu tun hat.«*
- *»Ich bin bereit, meine jetzige Gefühlswelt als emotionales Zuhause zu verlassen und neues Terrain zu betreten.«*

Ich gehe davon aus, dass der Klient jeden dieser Sätze mit einem NEIN beantwortet hätte. Das NEIN hätte anschließend mittels der NeuroReset-Methode gelöscht werden können.

Vielleicht fragst du dich, warum ich ausgerechnet diese Sätze wähle, wenn doch das Löschen der alten Erinnerung reichen sollte? Ganz einfach: Weil alte Gewohnheiten hartnäckig sein können; sie sind wie Fahrrillen auf einem Feld, die bei Nässe (im Drama) entstanden sind und heute, ausgetrocknet, immer noch im Boden eingeprägt sind. Damit zwingen sie jedes Fahrzeug, ihnen unweigerlich zu folgen. Diese wie Fahrspuren eingegrabenen Gewohnheiten müssen entfernt werden!

Darum ist es wichtig, sich der eigenen Prägungen aus der Kindheit bewusst zu werden. Prägungen, die oft über Generationen hinweg weitergegeben wurden und die darauf warten, aufgelöst und transformiert zu werden, damit das eigene Leben wieder in Freiheit gelebt werden kann. Der nachfolgende Satz von Birgit Haus, Leiterin des Instituts für Psychosynthese (www.psychosyntheseinstitut.de), wo ich selbst mit großer Begeisterung zahlreiche Seminare besucht und sehr viel gelernt habe, beschreibt dies sehr eindrücklich:

> *Die Beziehung zum eigenen Inneren Kind ist ein Schlüssel zur Heilung und Selbstregulation. Erst wenn wir uns innerlich von den Prägungen unserer Eltern gelöst haben, können wir mutig unser eigenes Leben gestalten und unser authentisches Potential entfalten. Wer seine Geschichte annimmt, kann auch ein sinnerfülltes schöpferisches Leben erschaffen – und anderen ein Vorbild für echte Entwicklung sein.*
>
> *(Birgit Haus: »Bewusstsein und Heilung«;*
> *in: Psychosynthesis Quarterly, Januar 2025)*

Um sein eigenes Leben zu leben, ist es nötig, sich von den Prägungen der Eltern zu lösen. Das ist allerdings nicht immer leicht, weil damit eine tiefliegende Angst verbunden sein kann, die sagt: *»Wenn ich es anders mache als meine Eltern oder wie es mir meine Eltern beigebracht haben, gehöre ich nicht mehr* *zur Familie.«* Die Psychosynthese hat hier passende Techniken, um zu verinnerlichen, dass es sicher ist, neues Terrain zu betreten.

⊙

Was aber, wenn dieser Prozess schneller gehen könnte – sozusagen in Sekunden?

Der Prozess kann aus der Bewältigung folgender Herausforderungen bestehen:

- Die Angst davor aufzulösen, nicht mehr dazuzugehören, wenn man es anders macht.
- Die Angst davor aufzulösen, nicht mehr treu zu sein, wenn man eigene Wege geht.
- Die Angst vor dem Ungewohnten aufzulösen.
- Die Angst vor dem Neuen loszulassen (weil das Betreten von Neuland mit Anstrengung und Unsicherheit verbunden ist).
- Die Sucht nach den alten Gefühlen aufzugeben.
- Das emotionale Zuhause gegen ein neues Lebensgefühl zu tauschen.
- Anzuerkennen, dass man es wert ist, gut behandelt zu werden statt schlecht wie damals (eventuell durch Eltern, Lehrer, Geschwister, Freunde etc.).

Erkennst du anhand der aufgeführten Listenpunkte, wie viele mögliche Hindernisse uns an der Ablösung der innerlichen Prägung durch die Bezugspersonen behindern können? Und wie viele Glaubenssätze an jedem dieser einzelnen Punkte haften können?

Kannst du dich aber auch für die Möglichkeit öffnen, dass die Auflösung dieser Prägungen – selbst wenn sie weit in die Vergangenheit zurückreichen – in Sekundenschnelle möglich ist?

⊙ **Wenn wir wissen, welche Ängste es sind, die uns im Kern blockieren, können sie mittels *NeuroReset* in Sekunden aufgelöst werden!**

Übung:

- Schaust du dir die Liste der einzelnen Ängste beziehungsweise Herausforderungen genau an, kannst du daraus sehr leicht Glaubenssätze ableiten. Das wollen wir sogleich üben: Decke zuerst die rechte Spalte der nachfolgenden Tabelle ab. Lies nur die Einträge in der linken Spalte. Nimm ein Blatt Papier und einen Stift zur Hand und wandle die negativen Glaubenssätze jeweils in einen positiven Glaubenssatz um. In der rechten Spalte findest du mögliche Lösungsvorschläge. Vergleiche sie im Anschluss mit den von dir gefundenen Glaubenssätzen.

  Beachte, dass du alle Glaubenssätze immer so formulierst, wie es *für dich,* für dein Leben und deine Situation am stimmigsten ist. Sie müssen also nicht eins zu eins mit den hier aufgeführten Sätzen übereinstimmen.

• *»Ich gehöre nicht mehr zu meiner Familie, wenn ich es anders mache.«*	• *»Auch wenn ich Dinge anders mache als meine Eltern, gehöre ich weiterhin zur Familie.«*
• *»Ich bin meiner Familie untreu, wenn ich andere Wege gehe.«*	• *»Auch wenn ich eigene Wege gehe, bin ich meiner Familie treu.«*
• *»Ich bin nicht bereit für das Unbekannte.«*	• *»Ich bin bereit für eine erfüllende Zukunft, auch wenn sie unbekannt ist.«*
• *»Es ist anstrengend/gefährlich/unsicher, Neuland zu betreten.«*	• *»Es ist sicher, Neuland zu betreten.«* *»Ich bin bereit, Neuland zu betreten.«*
• *»Ich kann nicht ohne die alten Gefühle leben, die ich bereits seit meiner Kindheit kenne.«*	• *»Ich bin bereit, ohne die alten negativen Gefühle meiner Kindheit zu leben.«*
• *»Ich bin nicht bereit, mein altes emotionales Zuhause zu verlassen, das mir längst so vertraut ist.«*	• *»Ich bin bereit, mir ein neues Lebensgefühl vorzustellen und in ein erfüllendes neues Zuhause einzutreten – auch wenn ich noch nicht weiß, wie das aussehen wird.«*
• *»Ich bin es nicht wert, gut behandelt zu werden.«*	• *»Ich bin es wert, gut behandelt zu werden, denn ich bin gut so, wie ich bin.«* *»Ich bin ein wertvoller Mensch.«* *»Ich bin eine Bereicherung für diese Welt.«* *»Ich bin ein Geschenk für diese Welt.«*

- Du kannst nun jeden Glaubenssatz in der positiven Form (*»Ich darf ...«, »Ich kann ...«, »Ich bin bereit ...«* etc.) sagen und im Selbsttest – mittels O-Ring (siehe Kapitel 3) – schauen, ob du sie innerlich ablehnst, sprich: ob ein NEIN vom Gehirn kommt (O-Ring wird schwach und öffnet sich).

- Unter weiterem Aufsagen des positiven Glaubenssatzes tastest du nun dein Ohr nach einer druckschmerzhaften Stelle ab und massierst sie. Zur Erinnerung: Diese Stelle ist nur dann druckschmerzhaft, wenn dein Gehirn in Aktion ist und NEIN sagt. Sei also in Gedanken bei dem Satz und bleib mit dem Gefühl verbunden, das du hierbei fühlst, damit diese Stelle wirklich aktiviert wird. Das ungute Gefühl, das du zum Beispiel hast, wenn du sagst: *»Ich darf andere Wege gehen als meine Eltern«* ist entscheidend, um ein NEIN (sofern es für dich zutrifft) auszulösen. Es sind meistens Gefühle von Angst, Wut, Schuld, Hilflosigkeit, Ohnmacht, Inkompetenz, Überforderung, Verzweiflung.

Was tun, wenn sich ein negativer Glaubenssatz nicht löschen lässt?

⊙ **Lässt sich ein negativer Glaubenssatz nicht auflösen, dann behindert ein weiterer Glaubenssatz die Auflösung und will ebenfalls entdeckt werden. Suche also nach dem Glaubenssatz, der dahintersteckt!**

Wenn beispielsweise der Satz *»Ich bin bereit, gesund zu sein«* mit einem NEIN beantwortet wird und du dieses NEIN nicht löschen kannst, suche nach weiteren Glaubenssätzen, die dahinterstecken könnten. *Wer in deiner Familie oder welcher Partner ist/war krank? Besteht in dir eine unbewusste Loyalität ihnen gegenüber?* Vielleicht behindert dich in so einem Fall dieser Glaubenssatz: *»Meiner Mutter geht es nicht gut – dann kann/darf es mir auch nicht gut gehen.«* In diesem Fall könnte man den folgenden positiven Satz testen: *»Auch wenn es meiner Mutter nicht gut geht/ging, darf ich gesund sein.«*

Konnte mit diesem Satz das NEIN gelöscht werden, hast du die Blockade gelöst. Wenn nicht, muss es einen anderen Grund geben, der das NEIN hartnäckig am Leben hält, zum Beispiel die **Sucht nach alten Gefühlen**. Diese könntest du anhand des folgenden Satzes testen:

»Ich bin bereit, ohne die mir gewohnten negativen Gefühle zu leben, die zurzeit mein emotionales Zuhause sind.«

Die Sucht nach dem altvertrauten emotionalen Terrain, das uns jedoch Sicherheit nur vorgaukelt, kann ein entscheidender Faktor sein, warum wir an einem alten Glaubenssatz hängen. Gefühle gehen im Körper mit der Ausschüttung chemischer »Cocktails« beziehungsweise Neurotransmitter einher! Diese Sucht des Körpers nach bestimmten Gefühlen wurde von Dr. Joe Dispenza an Tausenden von Menschen wissenschaftlich bestätigt (siehe das Buch von Dr. Joe Dispenza: *»Schöpfer der Wirklichkeit«*).

Als ich auf einem seiner Seminare erstmals von dieser Sucht nach gewissen Gefühlen hörte, war ich schockiert. Denn im Klartext bedeutet das: Neben dem Erkennen der alten Situation müssen wir auch die bewusste Entscheidung treffen, von den alten Gefühlen (nach denen wir eben regelrecht *süchtig* sind!) loszukommen. Diese Entscheidung muss laut Dr. Joe eine größere Kraft haben als der mögliche Vorteil, den wir aus der Wiederholung alter Gefühle ziehen (mehr dazu in Kapitel 7).

Die Entscheidung, etwas zu ändern, muss eine größere Amplitude (Kraft) haben als der »Lustgewinn« durch das Durchleben alter Gefühle.

(Dr. Joe Dispenza)

Tipp: Falls du mit kranken Eltern oder anderen Vorfahren beziehungsweise mit deren Herausforderungen sehr solidarisch bist und bei dir fest verankert scheint, dass du sie »nicht hängen lassen« darfst (diese Solidarität bleibt sogar dann bestehen, wenn die Eltern schon tot sind) – nimm dir diesen Satz zu Herzen/zu Ohren:

»Ich sehe und wertschätze die Mühen und Schmerzen meiner Eltern/meines Vaters/meiner Mutter/... und lasse sie bei ihnen/ihm/ihr.«

Die bewusste Anerkennung der Mühen und Anstrengungen unserer Vorfahren hat oft magische Auswirkungen auf das Hier und Jetzt. Es scheint so zu sein – das sieht man auch in systemischen Aufstellungen –, dass Vorfahren in ihrem Leid, ihrem Schmerz, ihren Herausforderungen *gesehen* werden wollen – *nicht, dass man ihnen ihre Lasten abnehmen will!* Das Gesehenwerden ermöglicht tiefe Heilung – von damals in Richtung heute, zu den Nachkommen. Auch »Schuld« von Vorfahren wird im System »bis ins siebte Glied« der Nachkommen weitergetragen (siehe Altes Testament) und erzeugt dort so lange Unruhe, bis diese Schuld gesehen wird.

Das folgende Fallbeispiel zeigt, wie weit familiäre Verpflichtungen über Generationen hinweg weitergetragen werden.

· FALL AUS DER PRAXIS ·

Ein Sohn für die Firma

Eine junge Patientin, die an meinem Onlinekurs teilgenommen hatte (https://neuroreset.io/neuroreset-onlinekurs), kam von weither zu mir in die Praxis, weil sie unter Ganzkörperschmerzen litt. Als Ursache ihres Leidens kristallisierten sich ihre eigenen Glaubenssätze heraus. Einer dieser Glaubenssätze, den sie selbst nicht einmal ansatzweise »auf dem Schirm« gehabt hatte, lautete: *»Ich muss für einen männlichen Nachkommen für die Familienfirma sorgen.«*

Du liebe Zeit ... – nein, das musst du nicht! Die positive Form des Glaubenssatzes, den wir dann integrierten, war: *»Ich bin nicht verpflichtet, für einen männlichen Nachkommen für das Familiengeschäft zu sorgen.«* Interessant war, dass ihr dieser Glaubenssatz selbst bewusst wurde – aber erst, als ich sie frei reden ließ, während sie auf der Liege lag. •>•>•>

Wenn du selbst nach Glaubenssätzen suchst, kann es enorm helfen, dich frei von der Seele weg einem guten Freund anzuvertrauen oder intuitiv alle Gedanken »runterzuschreiben«, die dir zu einem bestimmten Thema spontan in den Sinn kommen. Dieser freie Gedankenfluss ist sehr förderlich, um den Geist zu öffnen und neue Impulse zu erhalten.

Du siehst: Glaubenssatz-Arbeit ähnelt einer kreativen Forschungsarbeit: Wenn etwas nicht funktioniert, dann einfach deshalb, weil eine andere Lösung gefunden werden möchte. Doch dazu bedarf es ein wenig Übung und Flexibilität im Denken. Hat man jedoch die Grundängste der Menschen einmal verstanden (wie Angst vor dem Unbekannten; Angst, nicht dazuzugehören; Angst, nicht treu zu sein; Angst, das Altbekannte hinter sich zu lassen; und so weiter), liegt die Wurzel vieler negativer Glaubenssätze beinahe wie auf dem Servierbrett da.

Weitere Fallbeispiele

· FALL AUS DER PRAXIS ·

Ärztin kann keine Verbände anlegen?

Maria, eine engagierte Hausärztin Mitte 50, kommt mit allem zurecht – außer mit ihren Beziehungen. Wenn sie davon erzählt, wirken ihre Haltung und ihr Tonfall resigniert und traurig. Ich sehe sie zum ersten Mal und frage nach einem Beispiel, um mir ein Bild von ihrer Partnerproblematik zu machen. *»Was passiert da, das Sie so traurig macht?«* Sie berichtet: »Mein Mann hat Diabetes und immer wieder offene Stellen am Bein. Ich versorge seine Wunden und lege Verbände an. Noch vorgestern beschimpfte er mich, weil der Verband wieder einmal nicht gut genug angelegt war.« Ich staune: Kann das wirklich sein? Ein »Laie« beschimpft eine kompetente Allgemeinärztin und verurteilt die Verbandtechnik? Und das, obwohl die Kollegin regelmäßig als Notärztin unterwegs ist? Und der »Patient« meckert trotz der Zuwendung?

Maria wirkt unschlüssig bei meiner Nachfrage und hebt ratlos die Schultern. Wir kommen gemeinsam auf das Thema, das dem Verhalten ihres Mannes zugrunde liegen könnte: Es ist eine Abwertung ihrer Person. Als sie das erkennt, zuckt sie zusammen. *Kennt sie das Thema von früher?* Aber ja! Ihr Vater. Nie war ihm etwas recht, was die kleine Maria gemacht oder geleistet hat, und nur selten erfuhr sie von ihm Anerkennung.

Ungläubig fragt mich Maria daraufhin, wie es sein könne, dass sie jetzt dreimal hintereinander(!) in Partnern das gleiche Vater-Thema »ausgesucht« habe. Nun ja, es fühlt sich eben vertraut an; es ist ihr emotionales Zuhause. Und offensichtlich hatte sie das Thema bis jetzt noch nicht erkannt – weshalb sie sich zielgerichtet immer wieder einen ähnlichen Partner gesucht hatte, mit dem sie alte, schmerzhafte Geschichten wiederholen beziehungsweise wiederaufführen konnte.

Ich frage sie: *»Wer sind Sie eigentlich in Ihrer Partnerschaft?«* Sensibilisiert durch unser Gespräch, kommt sie schnell darauf: »Ich bin oft wie das kleine Mädchen.« Sie staunt über diese Zusammenhänge und wirkt gleichzeitig belebt – was bedeutet, dass sie sich ihrem Unglück nicht mehr hilflos ausgeliefert fühlt und etwas tun kann, um auch ihren Mann davon zu erlösen, immer wieder die Vater-Tochter-Geschichte mit ihr durchspielen zu müssen.

Ich schlage ihr zuletzt Folgendes vor (zu dem Zeitpunkt hatte ich noch nicht mit *NeuroReset* gearbeitet): Sobald sie aus ihrer Praxistür tritt und Richtung Zuhause geht, soll sie sich vorstellen, sie hätte den weißen Kittel noch an. In der Praxis weiß sie genau, was sie macht, wer sie ist, und hier nimmt sie ihren Platz als kompetente Chefin ein. Den Berufskittel im Geiste anzubehalten, erinnert sie daran, wer sie als erwachsener Mensch eigentlich ist. Das verhindert, dass sie unbemerkt und unbewusst dem Partner gegenüber in die Rolle des Kindes fällt.

Weiterer Verlauf:
In einer späteren Sitzung erzählt mir Maria amüsiert, wie gut der »Berufskittel-Trick« funktioniere. Sie entschied sich, Verantwortung dafür zu übernehmen, was ihr in der Beziehung widerfahren war, und suchte sich Unterstützung durch Hypno-

therapie (unter Hypnose kann man dabei alte Erlebnisse in der Erinnerung verändern oder auch Glaubenssätze löschen). Die Therapie schlug erfolgreich an – auch das Verhalten von Marias Mann veränderte sich zum Positiven.

Zur Vertiefung

Wie wäre ich mit der NeuroReset-Methode vorgegangen, wenn ich sie damals schon praktiziert hätte? Genau: Ich hätte Maria in das Gefühl von damals »zurückgeschickt«, als sie von ihrem Vater weder gehört noch gesehen, noch anerkannt wurde, und hätte sodann entsprechende Glaubenssätze abgefragt beziehungsweise gelöscht.

In Marias Fall wären beispielsweise folgende positive Glaubenssätze unterstützend gewesen:

- *»Ich bin bereit, auch ohne die Anerkennung meines Vaters ein glückliches Leben zu führen.«*
- *»Ich erkenne an, dass mein Mann nicht mein Vater ist.«*
- *»Ich bin bereit, meinem Mann als Erwachsene – nicht als Kind – gegenüberzutreten.«* •>•>•>

⊙ **Beim »Löschen« einer schmerzhaften Erinnerung mit der NeuroReset-Methode wird nicht die Erinnerung gelöscht, sondern »nur« die daran gekoppelte Emotion. Damit bleibt die Erinnerung, aber das schmerzende Gefühl weicht.**

· FALL AUS DER PRAXIS ·

Wer die Werkzeuge der Kindheit immer noch benutzt …

Die 28-jährige Ruth hat ihre große Liebe geheiratet. Ihr Mann Oliver und sie teilen sich die Hausarbeit, beide sind in verantwortungsvollen Berufen tätig. Ruth ist Erzieherin, und die Kinder im Kindergarten lieben sie sehr, denn sie ist in der Lage, ihr eigenes Gefühl von »Kindsein« beim Spielen aufzurufen und die Gruppe mit Kinderaugen zu sehen. Sie berichtet mir, dass nach einer anfänglich guten Zeit mit Oliver Probleme auftauchten. Er veränderte sein sonst sehr respektvolles Verhalten ihr gegenüber und wurde ungeduldig, verlangte plötzlich, sie möge einen größeren Teil der Hausarbeit übernehmen. Was Ruth am meisten bedrückt: Er habe kürzlich geäußert, dass er eigentlich doch keine Kinder mehr wolle.

Was war passiert? Ich frage Ruth, *wer sie sei,* wenn sie nach Hause kommt. Sie muss ein wenig überlegen und sagt dann: »Ich komme von der Arbeit im Kindergarten und bin noch voll im Kindermodus.« Das ist es! Ihr Mann hat also bereits ein »Kind« um sich herum. Und er behandelt dieses Kind, wie man vielleicht ein Kind behandelt: dominant. Er schreibt Ruth vor, was zu tun ist. Und da er ja schon ein »Kind« hat – warum soll er noch weitere bekommen?

Ruth ist betroffen, als ihr das klar wird. Ich gebe ihr einen Trick mit auf den Weg: Wenn sie mit dem Auto vor der Haustür steht, soll sie noch mal in sich hineinspüren und sich vorstellen, sie säße in einer Besprechung mit der Kindergartenleitung (sie ist übrigens selbst stellvertretende Kindergartenleiterin!). Das holt sie sofort aus der Rolle des Kindes heraus.

Weiterer Verlauf:
Ruth achtet auf Gefühlsdisziplin und trennt sorgfältig Arbeit und Privatleben. Und siehe da – es funktioniert. Der liebevolle und respektvolle Umgang zwischen dem Paar stellt sich wieder ein, und bald wird auch wieder über eigene Kinder gesprochen.

Sehr interessant: Ruth fragte sich, warum sie so gern in die Kinderrolle schlüpfte. Sie fand ganz allein eine Antwort: Ihr Vater war zwar immer vielbeschäftigt gewesen, aber die kleine Ruth fand er ganz entzückend, er kaufte ihr Haarschleifen und zeigte sie gerne in der Verwandtschaft herum. Als Ruth älter wurde, ließ das Interesse ihres Vaters nach. Ruth reagierte darauf, in dem sie in der Gegenwart ihres Vaters das Verhalten eines süßen kleinen Mädchens annahm und sich entsprechend kleidete. So konnte sie ihren Vater für lange Zeit wieder für sich gewinnen. Diese Verhaltensweise nützte ihr später im Beruf als Erzieherin, behinderte aber ihre Partnerschaft. Nachdem sie das erkannt hatte, brauchte sie auch den imaginären »Berufskittel« nicht mehr. Sie sagte sich immer wieder: *»Ich werde als erwachsene Frau von meinem Mann geliebt und geachtet. Er ist schließlich nicht mein Vater.«*

· FALL AUS DER PRAXIS ·

Wenn der Körper das Problem zeigt

Sandra, eine 37-jährige, bildschöne Bankerin, kommt zu mir wegen Migräne. Üblicherweise ist Migräne mit klug eingesetzten Naturheilverfahren (Störherddiagnostik und -therapie, Chinesische Medizin, Ohrakupunktur) sehr gut und schnell zu behandeln. Bei ihr leider nicht. Das sind die Patienten, bei denen ich spätestens nach der dritten Sitzung genauer hinsehe, ob nicht vielleicht doch die Seele auf sich aufmerksam machen möchte – über den Körper. Auf den Körper hören wir in der Regel.

Migräne kann ein Ausdruck von Wut sein, da hämmert und klopft es im Kopf. Interessant: Sandra hatte vor ihrer Eheschließung lediglich ab und zu etwas Kopfschmerzen, aber keinesfalls Migräne. *Wer oder was macht sie so wütend?* Vorsichtig frage ich nach. Und siehe da, sie rückt gleich mit dem Thema heraus: Sie berichtet mir, dass sie ihren Seelenverwandten gefunden habe. Seit sechs Jahren lebt sie mit ihm zusammen, sie sind inzwischen verheiratet; sie hatte dafür sogar ihre vorherige, langjährige Beziehung verlassen.

Auf die Frage, was in der Beziehung nicht so gut geht, wo negative Erlebnisse sind, erzählt sie: »Er lügt mich oft an. In kleinen Dingen. Völlig unnötig.« Das mache sie wütend, und sie könne ihm nicht vertrauen. *Woher sie diese Gefühle kenne,* frage ich sie. Die Antwort: Ihr Vater war Alkoholiker – auch ihm konnte sie als Kind nie vertrauen. Sie staunt, als sie diese Zusammenhänge versteht. Und sie wirkt erleichtert, zu erfahren, dass sie das Thema zu sich zurückholen kann, um es langfristig zu verändern. Gleichzeitig halte ich sie an, die Verantwortung für das gesamte Geschehen zu sich zurückzunehmen – als ihre eigene alte Geschichte. Das ist immer der kürzeste Weg: zurück zur Liebe. Nachdem ich sie mit *NeuroReset* behandelt hatte, zeigte ich ihr, wie man selbst testet, worauf man achten sollte und was man weiter tun kann.

Weiterer Verlauf:
Allein die Tatsache, dass sie ihrem Partner ihre Erkenntnis mitteilen konnte, dass sein Verhalten ihr eigenes altes Thema wiederholte, entlastete beide. Er fühlte sich nicht mehr angegriffen und konnte sein Verhalten selbst neu überdenken.

Später lernte ich ihren Mann im Einzelgespräch kennen, wobei wir auf »seine« zentrale Frage kommen: *Warum lügt er eigentlich? Obwohl er seine Frau von Herzen liebt?* Er berichtet mir, es sitze ihm immer noch im Nacken, dass er in seiner Jugend von seinen Eltern sehr kontrolliert wurde. Er durfte zum Beispiel nicht allein ausgehen. In ihm hatte sich damals eine Strategie gefestigt: *»Wenn du die Wahrheit sagst, darfst du eh nicht tun, was du möchtest.«* Er hatte sich das Lügen quasi als Überlebensstrategie angewöhnt.

· FALL AUS DER PRAXIS ·

Die Uhr

Pascal ist Architekt, 38 Jahre alt. Er hat in zweiter Ehe seine große Liebe geheiratet, Barbara. Pascal hat aus erster Ehe zwei kleine Töchter, mit denen sich Barbara sehr gut versteht. Eines Tages – sie hatten geplant, gegen 18 Uhr in die Stadt zu fahren – telefoniert Barbara im Zwischenstock seines Hauses mit einer Freundin. In dem Raum gibt es keine Uhr, und Barbara hat auch keine Uhr an. Das Telefongespräch dauert ein paar Minuten länger, denn die zwei Mädels versuchen immer wieder, ihre Aufmerksamkeit zu erringen. Als Barbara die Treppe herunterkommt, ist es 18.07 Uhr. Unten läuft leise Musik, Pascal sitzt an einem Plan und zeichnet. Die Stimmung kommt Barbara seltsam vor. Nicht zu Unrecht. Zwei Minuten später bricht der Vulkan aus: Pascal schreit sie an, es sei zu spät und sie hätten doch vereinbart, um 18 Uhr zu gehen! Barbara ist fassungslos. Wozu dieser Aufstand wegen 7 Minuten Verspätung? Sie kann es kaum glauben. Sie fragt ihn: »Warum hast du mir keine Uhr gebracht oder uns gerufen?« Pascal, noch immer äußerst emotional, erwidert: »Ich wollte wissen, ob es wieder passiert.«

Er hat offenbar selbst nicht mit so einer Antwort gerechnet, denn auf einmal schauen sich beide an und wissen: Sie hat gerade für ihn etwas »re-inszeniert« und damit ein schmerzhaftes Gefühl bei ihm ausgelöst, das er von früher kennt. Pascal erzählt: »Damals war ich 13 oder 14. Mein Vater hatte immer wenig Zeit für mich, und es ist öfter passiert, dass er versprach, mich von der Schule abzuholen, doch er kam nicht; er hatte mich einfach vergessen.«

Nach dem Vorfall mit der Uhr war Barbara und Pascal klar: Sie hatten sich offenbar zielgerichtet »gesucht und gefunden«; ihm war absolute Pünktlichkeit wichtig, und Barbara hatte genau damit ein Problem. Ihr Hintergrund: Als Kind war sie sehr streng reglementiert worden, musste immer als Erste von einer Party zu Hause sein und durfte sich oft gar nicht ihrer Clique anschließen, obwohl sie das so gerne gewollt hätte. Es verwundert nicht, dass so jemand die zur Verfügung stehende Zeit gerne dehnt und (wie früher) bis zur letzten Minute auskostet oder sogar noch ein paar Minuten »rausschlägt« – mit anderen Worten: öfter unpünktlich ist.

Weiterer Verlauf:
Einige Zeit später saß Barbara im Garten an einer Präsentation. Sie und Pascal hatten sich für 19 Uhr zum gemeinsamen Kochen verabredet. Barbara suchte nach Ideen, doch es war bereits Zeit zum Hineingehen. Wenn sie jetzt doch bloß noch ein paar Minuten länger schreiben könnte! Da erinnerte sie sich an die Szene mit der Uhr und an die starken Emotionen ihres Mannes. Sie gab sich also einen Ruck und klappte den Laptop zu. Es war für sie nicht so einfach, denn sie hatte immer Mühe, Dinge unfertig liegen zu lassen. Sie ging dennoch ins Haus. Ihr Mann saß wie neulich vor dem Rechner und erstellte einen Plan. Er sah sie an … Barbara erzählt mir später: »Die Freude, die ich in seinen Augen lesen durfte, hat

mich tief berührt! Er signalisierte mir mit seinem Blick, wie sehr er meine Anstrengung zu schätzen wusste. Und ich war mir plötzlich darüber im Klaren, dass hier gerade ein Stück weit Heilung von altem Schmerz stattgefunden hatte.«

Diese Heilung geschah für beide Seiten gleichermaßen: Barbara lernte, mit der Zeit besser umzugehen, aber auch Pascal lernte, Unpünktlichkeit besser hinzunehmen. Barbara erzählte mir Monate später: War sie mal unpünktlich, reagierte Pascal nun völlig gelassen, als wäre es kein Thema mehr!

· FALL AUS DER PRAXIS ·
»Ich bin ihm nicht wichtig«

Frauke, eine gut aussehende 30-jährige Designerin, ist, wie sie sagt, eigentlich glücklich verheiratet. Sie beklagt sich jedoch, dass es immer wieder Situationen gibt, in denen sie das Gefühl hat, ihr Mann gehe über sie hinweg, respektiere ihre Wünsche nicht und noch schlimmer: Er frage nicht einmal danach. Sie liebt ihn sehr und ist über sein Verhalten ganz verzweifelt. Paradoxerweise lächelt sie jedoch oft, während sie von ihrer Verzweiflung berichtet – was nicht wirklich zusammenpasst. Außerdem fällt auf, dass sie sehr mädchenhaft gekleidet ist (eine Beobachtung, die im Kontext von Bedeutung sein wird).

Bei der nächsten Sitzung habe ich beide Partner vor mir. Ich frage Fraukes Mann also, was er denn dazu zu sagen habe. Er wirkt ratlos. Und er erzählt mir interessante Dinge: Er strenge sich so an, es ihr recht zu machen, er habe eine Beziehung noch niemals so ernst genommen wie diese. Aber er habe das Gefühl, sie suche ständig nach Fehlern und interpretiere auch kleine, (für ihn) unwichtige Situationen gerade so, als hätte er wieder einmal keine Aufmerksamkeit und kein Interesse an ihr. Es reiche ihm allmählich, und er sei erschöpft von den ständigen Misserfolgen bei seinen Bemühungen um seine Frau.

Ich bitte Frauke daraufhin, ein wenig von früher zu erzählen. *Was für einen Vater hatte sie?* Ihr Gesichtsausdruck verfinstert sich, und sie kommt gleich zum Punkt: Ihr Vater habe sich gar nicht für sie interessiert, sei oft weggewesen, und ihre Anliegen wurden von ihm nicht gehört. Sie habe das Gefühl gehabt, Luft für ihn zu sein.

Zur Vertiefung

Frauke wurde von ihrem Vater als Kind offensichtlich nicht »beantwortet«, also nicht wahrgenommen. Laut Harald Reinhardt gilt: *»Eine Frau, die von ihrem Vater nicht ›beantwortet‹ worden ist, zieht in der Regel einen Mann an, der sie dann auch nicht beantwortet.«* Damit haben wir eine Wiederholung des Alten. Nun hat Frauke aber sogar einen Mann gewählt, der sich redlich Mühe gibt, sie zu »beantworten«; trotzdem ist sie ständig auf der Suche nach Zeichen, die darauf hinweisen könnten, doch nicht wichtig zu sein. Hier lauert die unterbewusste Erwartung oder auch Furcht davor, wieder das Alte anzutreffen. Warum fühlt und handelt Frauke so?

Aus zwei nachvollziehbaren Gründen:

1. Da sie dem wichtigsten ersten Mann in ihrem Leben, ihrem Vater, scheinbar egal war, kann sie nicht wirklich glauben, dass sie jemals einem Mann *nicht* egal sein könnte. Damit hatte sich der negative Glaube verfestigt: *»Ich bin es nicht wert/ich bin nicht genug, beachtet zu werden.«*

2. Im Zusammenhang mit der Sucht nach alten Gefühlen, die mit diesem Glauben einhergehen, hatten sich Verhaltensweisen gefestigt, die erklären, warum sie heute noch immer lächelt, niedlich spricht und sich mädchenhaft kleidet: Sie wollte sich unterbewusst bei ihrem Papa einschmeicheln.

Als Frauke diese Zusammenhänge erkannte, sagte sie spontan: »Ich bin schockiert, aber angenehm schockiert.« Sie war froh, endlich zu verstehen, wie sie sich ihr Leben in der Partnerschaft quasi selbst »eingerichtet« hatte. Auch ihr Mann wirkte, als hätte man ihm eine enorme Last von den Schultern genommen. Er äußerte, er sehe erstmals endlich eine echte Chance für sich und seine Beziehung.

Ich arbeitete mit Frauke mittels *NeuroReset* und ließ sie folgende Sätze sagen:

- *»Ich bin es wert, beachtet zu werden.«*
- *»Ich bin gut genug.«*
- *»Ich bin gut so, wie ich bin.«*
- *»Ich bin eine sehr gute Ehefrau und Mutter.«*
- *»Ich darf mich selbst schätzen.«*
- *»Ich bin es wert, geliebt zu werden.«*
- *»Ich muss nichts tun, um geliebt zu werden.«*
- *»Ich bin es wert, dass meine Wünsche gehört und respektiert werden.«*
- *»Ich darf meinem Mann als erwachsene Frau begegnen und werde trotzdem geliebt.«*
- *»Ich bin bereit für ein neues, freies und leichtes emotionales Zuhause.«*

Weiterer Verlauf:
Frauke und ihr Mann begannen mit den sogenannten *Zwiegesprächen* nach Michael Lukas Moeller (bei Interesse findest

du Informationen dazu im Internet). So konnten sie sich aktuell und zeitnah über die eigene Realität austauschen und wurden Zeuge der inneren Wahrnehmung des jeweils anderen.

Ich traf die beiden nach einiger Zeit wieder. Ihre Beziehung hatte sich deutlich entspannt, sie konnten sich jetzt auf die positiven Seiten des Zusammenseins konzentrieren und ihre Liebe wirklich genießen. Sie nahmen immer wieder professionelle Begleitung in Anspruch und hatten die weise Entscheidung getroffen, die Zwiegespräche fortzusetzen. Außerdem hatten sie beschlossen, sollte es wieder einmal »haken«, einige Coaching-Stunden zu buchen.

· FALL AUS DER PRAXIS ·

Psychologin hilft allen – außer sich selbst

Katja wurde vor einigen Jahren schmerzhaft geschieden. Die 52-Jährige ist eine sehr gefragte Psychologin, und ihr Ex-Ehemann Paul ist ebenfalls sehr erfolgreich. Es war ihre zweite Ehe; die Beziehung hatte voller Liebe und Romantik begonnen: Paul war einfühlsam, zugewandt, fürsorglich, geistreich, humorvoll, verlässlich – einfach alles, was man sich von einem Partner nur erträumen kann. Sie wollten damals gemeinsam Kinder haben.

Paul verlor allerdings im Lauf der Jahre zunehmend das Interesse an seiner Frau und begann sie geringschätzig zu behandeln. Es kam sogar so weit, dass er einmal sagte, mit ihrer Brut habe sie ihm sein Leben versaut.

Ich frage Katja, mit welcher Überschrift man sein Verhalten in den letzten Jahren der Ehe betiteln könnte. Sie zögert, wagt offenbar selbst nicht, es auszusprechen, daher frage ich vorsichtig: »War es Verachtung?« Sie nickt, und sie weiß schon, was ich jetzt fragen werde: *Hatte sie dieses Verhalten schon bei früheren Partnern erlebt?* Ihre Antwort: »Ja, bereits dreimal.« Dreimal! Man stelle sich vor, diese Frau hatte das Thema »Verachtung« bereits dreimal in Beziehungen wiederaufgeführt und wiederholte es ein viertes Mal in der zweiten Ehe. Sie kannte diese Verachtung von früher aus der Kindheit, in der ihre Mutter ihr häufig Verachtung entgegengebracht hatte.

Als Psychologin ist Katja natürlich Frau vom Fach. Wenn nicht sie – wer denn hätte Zugang gehabt zu Hilfe und Therapie? Offenbar war sie jedoch so gefangen in ihrem Schmerz und in der wiederholten Kränkung, dass sie nicht in der Lage war, diese Zusammenhänge für sich selbst zu erkennen. Außerdem hatten ja alle ihre Beziehungen so romantisch angefangen.

Weiterer Verlauf:
Katja begann ihre alte Geschichte mit professioneller Hilfe aufzuarbeiten. Ich unterstützte sie dabei mit *NeuroReset* anhand folgender positiver Glaubenssätze:

- *»Ich bin es wert, geachtet und geschätzt zu werden.«*
- *»Ich bin gut genug.«*
- *»Ich bin gut so, wie ich bin.«*
- *»Ich bin eine wundervolle Ehefrau und Mutter.«*
- *»Ich darf mich selbst schätzen.«*
- *»Ich darf mich selbst lieben und respektieren.«*
- *»Ich bin es wert, geliebt zu werden.«*
- *»Ich muss nichts tun, um geliebt zu werden.«*
- *»Ich bin es wert, dass meine Wünsche gehört und respektiert werden.«*
- *»Ich bin bereit für ein neues, freies und leichtes emotionales Zuhause.«*

Angesichts der Einfachheit der Methode war Katja ziemlich erstaunt, besonders darüber, wie leicht sich alte Glaubenssätze löschen lassen. Ich zeigte ihr, wie sie die Methode auch ganz leicht für sich selbst anwenden kann. Und wenn sie wieder den Schritt in eine neue Beziehung wagt, wird am Verhalten des Partners ablesbar sein, inwiefern sich etwas im Inneren gewandelt hat. Im Idealfall wird Katja lernen, bereits bei den kleinsten Anzeichen von Respektlosigkeit sofort auf *sich* zu schauen! Und sie wird reflektieren, inwiefern die alten Gefühle, die sie gerade über ihren Partner auf ihre persönliche Bühne ruft, ihr ihren Umgang mit sich selbst spiegeln. Aus dieser Selbstverantwortung heraus kann sie auch offen und klar ins Gespräch gehen und zum Beispiel sagen: »Hör mal, ich fühle mich gerade sehr respektlos behandelt. Ich kenne das von früher. Bitte überdenke dein Verhalten. Kannst du mir hier helfen, besser mit mir selbst umzugehen?«

Anmerkung:
Psychologen können ihre Patienten/Klienten in der Regel bei allen seelischen Schwierigkeiten und auch in Beziehungsangelegenheiten professionell und tiefgründig beraten. Aber auch Spezialisten sind zunächst in ihre eigenen Themen verwickelt. Zu groß ist die Kränkung, zu groß der Schmerz. Und genau in diesem Schmerz fühlen wir uns alle (alle!) so klein wie damals, als uns diese Kränkung zum ersten Mal zugefügt wurde. In diesem »Kind-Zustand«, in den wir zurückfallen, ist unser Schmerzkörper meist sehr aktiv und es fällt uns schwer, die Zusammenhänge mit Abstand zu betrachten.

· FALL AUS DER PRAXIS ·

Wenn du nicht schlafen kannst

Die pensionierte Lehrerin Renate klagt über massive Schlafstörungen. Ich hatte ihr bereits in allem helfen können – nur hierbei nicht. Das nagte an mir, und ich nahm einen neuen Anlauf. Ich befragte Renate also im Detail, und sie erzählte, dass sie meist gegen drei Uhr nachts aufwachte. Grundsätzlich gilt: Wird der Mensch nur für die Toilette wach und schläft weiter, zählt das nicht als Schlafstörung. Renate hingegen wachte immer gegen drei Uhr nachts auf, was laut Organuhr aus der TCM auf eine Schwäche der Leber hindeutet. Die Organuhr zeigt an, zu welcher Uhrzeit welche Organe aktiv sind beziehungsweise welcher zugehörige Meridian mit Energie durchflutet wird. Wer also eine schwache Leber hat (infolge von Medikamenten, Alkohol, Hepatitis etc.) oder an Ärger oder Wut leidet (Emotionen, die der Leber zugeordnet sind), wird meist gegen drei Uhr wach. Nachts sind sozusagen alle Unterdrückungsfilter weg, und die Leber zeigt zu ihrer eigenen Zeit die Schwäche und die zugehörige Emotion. Mit anderen Worten: Hier hat die TCM keineswegs etwas erfunden, sondern die Beobachtungen der alten Chinesen treffen perfekt auf Symptome zu, die wir über die sogenannte Schulmedizin nicht lösen können und für die wir dort keine Erklärung haben.

Tatsächlich meinte die Pensionärin, dass sie zu der Zeit, in der sie nachts aufwachte, immer wütend war und im Haus umherwanderte. Ich wusste, dass diese Dame schon lange wieder Katzen haben wollte, nachdem die alten Katzen gestorben waren. Ihr Mann aber meinte, sie würde es nicht alleine schaffen, die Tiere zu versorgen, zum Arzt zu bringen, und überhaupt sei man zu alt dafür. Ich forderte sie also heraus, indem ich ihr psychisch stärkende Nadeln setzte (Angstpunkt am Ohr und weitere). Daraufhin stellte sie fest, ihr Mann sei in der Partnerschaft schon immer der Führende gewesen; damit meinte sie definitiv, dass er der Bestimmer war. Und sie? Sie hatte das zugelassen. Da hatten wir sie also: die Wut auf den Ehemann. Und darüber hinaus: die Wut auf sich selbst; darauf, dass sie als gestandene Frau es nicht wagte, sich durchzusetzen.

Zur Vertiefung

Was behinderte Renate? Sie verwechselte offenbar ihren Mann mit ihrem Vater, der sehr dominant gewesen war und von dem sie gelernt hatte: *»Sei ein liebes Mädchen, pass dich an, dann kommst du gut durch.«* Ich stärkte sie durch weitere mutmachende Punkte und ließ sie sich ihren Vater vorstellen, während ich die NeuroReset-Methode anwandte. Sie fing an zu zittern, woraufhin sie sich vorstellte, wie sie als Kind ihrem Vater gegenüber ein NEIN geäußert hätte. In dem Moment fand ich am Ohr Areale im Hirnbereich, die von der Angst betroffen waren. Ich behandelte diese so lange, bis mir Renate sagte: »Komisch, jetzt kann ich ganz leicht NEIN ohne Angst sagen.« Dann ließ ich sie sich noch vorstellen, wie sie gegenüber ihrem Mann ein NEIN äußerte. Und siehe da – hier gab es keine aktiven Punkte mehr, also auch keine Angst.

Danach prüfte ich noch diese positiven Sätze:

- *»Ich darf meine Bedürfnisse äußern.«*
- *»Ich bin eine gleichberechtigte Partnerin in meiner Ehe.«*
- *»Ich bin es wert, gehört zu werden.«*
- *»Auch wenn mein Mann meint, dass ›wir‹ keine Katzen brauchen, darf ich mir welche anschaffen, wenn ich möchte.«*
- *»Ich bin stark genug, um meine Katzen alleine zu versorgen, ohne Hilfe meines Mannes.«*

Weiterer Verlauf:
Nachdem Renate nun gestärkt und mutig für sich selbst eintreten konnte, war die Anschaffung einer Katze kein Problem mehr. Und das Beste: Sie schlief sehr bald wieder durch! Ich hätte ja auch ihre Leber »beruhigen« und weitere naturheilkundliche Techniken für besseren Schlaf anwenden können, aber hätte ihr das grundlegend genutzt? Nein. Weil die Wut an die Erinnerung an den Vater gekoppelt war, und diese Verbindung galt es zu lösen. Außerdem ist Wut eine enorme Kraft; sie wäre daher wiedergekommen – wenn nicht als Schlafproblem, dann in anderer Form, etwa als autoaggressive Erkrankung. Und auch für ihr Leben hätte es nichts genützt, denn die (emotional) unruhige Leber ist mit ihrer Wut die Kraft, die uns aufstehen lässt, um Dinge zu ändern!

Ein weiteres Highlight: Auch Renates Ehe wurde harmonischer, denn ihr Mann musste nicht mehr den Platz dominieren, den sie ihm zuvor ständig überlassen hatte.

· FALL AUS DEM FREUNDESKREIS ·

Welches Spiel spielst du mit? Steig aus!

Ich habe zwei sehr liebe Freunde in Kanada: Astrid und Helmut. Als Deutsche sind sie vor einigen Jahren dorthin ausgewandert. Sie wohnen in einem wunderschönen Haus am Meer, nahe einer mittelgroßen Stadt. Eines Tages berichtet Astrid mir von ihrem Ärger, den sie immer wieder mit ihrem Mann hat. Sie erzählt, dass er manchmal ohne Mitteilung einfach in seinen VW Beatle einsteige und für ein paar Stunden verschwinde. Weil ich die beiden inzwischen einige Male besucht habe, kann ich durchaus einschätzen, welches Risiko so ein Verhalten bedeutet, denn die Gegend ist sehr einsam und es gibt immer wieder Vorkommnisse mit Bären. Astrid macht sich also zu Recht Sorgen, denn Helmut ist in der Zeit kaum erreichbar, da es oft kein Telefonnetz gibt.

Ich frage meine Freundin: *»Was meinst du, ist der springende Punkt, warum er das tut?«* Sie weiß es sofort: »Er macht das heimlich. Hauptsache, ich bekomme es nicht mit.« Ich frage sie: *»Wurde er in seiner Kindheit sehr eingeschränkt?«* Sie verdreht die Augen und meint: »Du liebe Zeit, ja! Als er klein war, war ja Krieg, und seine Mutter hat ihn strengstens überwacht. Sie hat ihn öfter angebunden, damit er nicht weglief, wenn Bombenalarm war und man in den Luftschutzkeller musste. Der hatte überhaupt keine Freiheiten!« Voilà, da haben wir es also: Helmut spielt mit Astrid das alte Spiel »Ich entkomme meiner Mama, und sie merkt es nicht«. Der »Sound der Kindheit« in Aktion. Helmut kompensiert das Angebundensein von damals. Und es macht ihm offenbar so viel Freude, dass auch der Ärger, den er hinterher in seiner Ehe hat, ihn nicht davon abhält, es wieder zu tun. Als Astrid das einsieht, staunt sie.

Zur Vertiefung

Ich zeige Astrid eine Übung, die aus dem Spiel auszusteigen hilft – nach dem Motto: »Spiel alleine, ich stehe dafür nicht mehr zur Verfügung.« Du findest eine Beschreibung, wie du dich aus der dir zugedachten Rolle herausnimmst, gegen Ende dieses Kapitels unter der Überschrift »Übung: ›Ich stehe nicht mehr zur Verfügung!‹«.

Weiterer Verlauf:
Astrid führte die Übung durch, und siehe da: Die ausgiebigen Ausflüge von Helmut wurden immer weniger, und das ohne jede Diskussion oder Auseinandersetzung.

· FALL AUS DER PRAXIS ·

»Wir brauchen dich nicht«

Anna, 30 Jahre alt, leidet an Tinnitus (Ohrgeräuschen), Rückenschmerzen und Allergien. Nachdem ich ihr mithilfe von Akupunktur und Laser bei den Rückenschmerzen und Allergien gut helfen konnte, bleibt der Tinnitus noch ungelöst. Bei einem weiteren Termin frage ich Anna deshalb ganz direkt: *»Was können Sie eigentlich nicht mehr hören?«* Die Patientin antwortet, ohne zu überlegen, als hätte sie nur darauf gewartet, gefragt zu werden: »Ich kann nicht mehr hören, dass man mir auf der Arbeit sagt, dass man mich nicht braucht und ich ersetzbar bin.« Ich frage nach, ob sie denn Fehler gemacht habe oder sonstige sachliche Gründe vorliegen. Sie verneint und fügt hinzu: »Auf der vorigen Arbeitsstelle hat man mir das auch gesagt! Und auf der davor auch!« Jetzt hat sie Tränen in den Augen und fängt an zu zittern. Es ist ersichtlich, wie schlimm diese Situation für sie ist.

Ich bitte Anna, die Augen zu schließen und sich in das Gefühl, nicht gebraucht zu werden, hineinzuversetzen. Sie weint. Ich frage sie: *»Wie alt fühlen Sie sich jetzt gerade?«* Sie braucht gar nicht lange nachzudenken und antwortet: »So etwa 9 Jahre.« Auf die Frage, was damals passiert sei, erzählt sie mir, dass sie mit ihren Eltern in eine fremde Stadt gezogen sei. Die Kinder auf der Straße dort hätten zu ihr gesagt, sie dürfe nicht mitspielen, sie sei nicht von hier. Mit anderen Worten: »Wir brauchen dich nicht!« Ein traumatisches Erlebnis, das sie nun am Arbeitsplatz wieder und wieder aufführt. Eine Odyssee, die ganz nebenbei bemerkt auch noch enorme Krankheitskosten verursacht hatte und darüber hinaus in ihren Freundschaften Spuren hinterließ. Von der Einschränkung ihrer Lebensqualität einmal ganz abgesehen.

Zur Vertiefung

Ich unterstützte Anna mittels *NeuroReset* und schickte sie in Gedanken in das Erlebnis mit den Kindern auf der Straße zurück, was in ihr starke Gefühle der Angst, Minderwertigkeit und Einsamkeit verursachte. Sie hatte damals niemandem etwas davon erzählt, auch ihren Eltern nicht. Dann ließ ich sie sagen:

- *»Ich darf dazugehören.«*
- *»Ich bereichere jede Gemeinschaft.«*
- *»Ich bin es wert, mir meine eigene Gruppe zu suchen, zu der ich gehören möchte.«*
- *»Ich bin bereit, die Geschehnisse an meinem Arbeitsplatz zu mir zurückzunehmen und sie als Spiegel meiner Seelenlandschaft anzuerkennen.«*
- *»Ich danke den Arbeitgebern und Kollegen, dass sie sich für meine Weiterentwicklung zur Verfügung gestellt haben.«*

Weiterer Verlauf:
Zwei Jahre später sah ich Anna wieder. Ich fragte sie nach dem alten Gefühl, nicht gebraucht zu werden. Sie hatte es bereits vergessen! Und es spielte in ihrem Leben auch keine Rolle mehr, denn keiner ihrer Mitmenschen hatte ihr seither je diese alte Melodie der Jugend vorgespielt; der »Sound der Kindheit« war verstummt. Und das Beste: Der Tinnitus war ebenfalls völlig verschwunden.

· FALL AUS DER PRAXIS ·

25 Jahre nur schlimme Chefs

Felicitas, 55 Jahre alt, ist eine gut aussehende, lebenstüchtige, promovierte Wissenschaftlerin. Sie ist alleinerziehend und hat für alle ihre Freundinnen immer ein ermutigendes Wort. Aber sie muss seit über 25 Jahren einen Chef nach dem anderen ertragen, der sich genauso dominant und abwertend verhält wie ihr Vater damals (dieser Zusammenhang ist ihr bereits seit vielen Jahren klar). Sie begrenzen sie in ihrer Kompetenz, versuchen sie in ihrem Arbeitsbereich herabzustufen und erkennen ihre Leistungen nicht an. Da Felicitas in einem Spezialgebiet arbeitet und zudem allein für ihr Kind sorgen muss, kommt aus ihrer Sicht ein Wechsel der Arbeitsstelle nicht infrage.

Ihre Freunde sagen es ihr immer wieder: »Es hat mit dir zu tun, willst du daran nicht mal was ändern?« Aber sie möchte nichts daran ändern. Warum nicht? Weil die Gefühle, die sie täglich aushalten muss, zwar schmerzhaft sind, sich aber dennoch vertraut und auf paradoxe Weise wohlig anfühlen. Daher zieht sie es vor, in dieser altbekannten Umgebung zu verharren – ihrem emotionalen Zuhause, das sie mit ihrem Vater verbindet, wenn auch auf eine Weise, die ihr offensichtlich schadet.

Weiterer Verlauf:
Aufgrund ihres Entschlusses, nichts an der Situation zu ändern, konnte sich bisher natürlich auch nichts in Felicitas' Berufsleben ändern. Zu sehr überwiegen die Vorteile ihrer jetzigen Situation (Sicherheit im Altbekannten), als dass sie ihr altes emotionales Zuhause hätte verlassen können, um sich ein neues, gesundes und erfüllendes Lebensgefühl aufzubauen.

· FALL AUS DER PRAXIS ·

Die Kollegen sind Stümper

Gregor, 48, ist Polizeikommissar. Er kommt zu mir mit der Diagnose Burn-out und Tinnitus. Sein Kollege Norbert ist ebenfalls Patient von mir; von ihm kenne ich durchweg positive Erzählungen von der Arbeit: Sie sei schön, man könne während der Arbeitszeit sogar Sport machen, bekomme noch Kleidergeld, und wenn schönes Wetter ist, fahre er mit dem Rad durch die Stadt und halte Verkehrssünder an, wohingegen er bei Regen in der Amtsstube Befunde aufnehme. Polizistsein sei für ihn das Allergrößte!

Als ich nun Gregor nach der Arbeit frage, fängt er sofort zu schimpfen an: Die Kollegen seien alle Stümper und die Arbeit ein einziger Albtraum. Der Grund: Die Kollegen seien unfähig, Arbeit, die er angefangen hat, anständig fortzuführen. Während er einige Beispiele aufführt, regt er sich schrecklich auf. Merkwürdig, oder? Dieselbe Dienststelle, derselbe Arbeitgeber, die gleichen Wegstrecken, dieselben Kollegen ... und doch so unterschiedliche Wahrnehmungen!

Was genau machen also die Kollegen, wenn sie Gregors Arbeit nie richtig zu Ende bringen? Wir finden es zusammen heraus: Sie machen seine Arbeit wertlos. Als ich ihm meine Vermutung mitteile, nickt er erleichtert: Genau das ist es. Und deshalb ist er auch so wütend. Ich frage ihn also: *»Wer hat so was früher mit Ihnen gemacht?«* Er überlegt ein wenig und wird plötzlich ganz ruhig. Dann berichtet er in aller Klarheit von zwei Erlebnissen. Erstens: Seine Mutter habe ihm immer wieder eine Seite aus dem Heft gerissen, wenn er die Hausaufgaben nicht schön genug gemacht habe. Zweitens: Im Schreibmaschinenkurs habe er eine Fleißarbeit abgeben wollen, um dem Lehrer seinen Einsatz zu zeigen; anstelle von nur einer einzigen Seite habe er zehn Seiten geschrieben und sie voller

Stolz dem Lehrer gebracht, in der Erwartung eines Lobes. Der Lehrer schaute kurz drauf und riss unwillig die Seite heraus, denn Gregor hatte über den Rand geschrieben! Beide Male wurde der Junge für seine Arbeit nicht geschätzt; sie wurde als wertlos behandelt und »gelöscht«. Gregor beziehungsweise sein inneres, 10-jähriges Kind trägt seitdem diesen Schmerz in sich und steht unter dem uns bereits bekannten Wiederholungszwang.

Zur Vertiefung

Ich unterstützte Gregor mittels *NeuroReset* und ließ ihn folgende Sätze sagen:

- *»Ich bin ein wertvoller Mitarbeiter meiner Dienststelle.«*
- *»Ich bin ein wertvolles Mitglied der Gesellschaft.«*
- *»Ich bin es wert, dass mein Einsatz, mein Scharfsinn und mein Engagement gesehen und geschätzt werden.«*
- *»Ich habe die Achtung meiner Kollegen, meiner Freunde und meiner Familie verdient.«*
- *»Ich muss mir die Zuneigung und die Achtung meiner Kollegen, meiner Freunde und meiner Familie nicht durch weiteren Einsatz verdienen.«*

Weiterer Verlauf:
Nach unserer Sitzung berichtete mir Gregor, wie viel leichter sein Berufsleben wurde. Und seltsam: Seine Vorgesetzten, seine Dienststelle – alle verhielten sich plötzlich wie umgewandelt. Und das, obwohl er nicht weiter mit ihnen gesprochen hatte. Es war seine innere Wandlung, die ihm nun auch im Außen gespiegelt wurde.

· FALL AUS DER PRAXIS ·

»Ich zeig's dir, Papa!«

Die Mittvierzigerin Marina, verheiratet und Mutter eines Kindes, leidet unter Übergewicht, Stress und Erschöpfung. Sie arbeitet im Management des Arbeitsamts mit einer 60-Stunden-Woche. Sie meint, ihr sei klar, dass der Stress vor allem selbst verursacht ist, da sie extrem hohe Ansprüche an sich selbst habe. Ich überfalle sie daher mit der Frage: *»Für wen laufen Sie da immer noch?«* Sie fängt unvermittelt an zu weinen und weiß es sofort: für ihren Vater. Er habe immer zu ihr gesagt: *»Das schaffst du nie.«* Sie wollte es also ihrem Vater beweisen – obwohl dieser gar nicht mehr lebte! Weil Marina weiß, was sie kann, wollte sie es sich und ihrem Vater zeigen, gab immer mehr und mehr, und so verselbstständigte sich ihr Streben nach Erfolg, begleitet von ständigem Stress und Druck.

Und zu allem Überdruss: Ihr Ehemann, ein ansonsten passabler, fleißiger und tüchtiger Mann, wertete ebenfalls Marinas Arbeit ab und sagte ihr das Gleiche immer wieder: *»Du schafft das sowieso nicht.«*

Marina verstand während unseres Gesprächs, dass sie dabei war, sich zugrunde zu richten, indem sie einem Ziel nachlief, das sie niemals erreichen konnte: ihren eigenen Ansprüchen zu genügen, die jedoch niemals zu erfüllen waren, weil sie darauf fixiert war, es ihrem bereits verstorbenen Vater zu beweisen.

Zur Vertiefung

Ich unterstützte Marina mittels *NeuroReset* anhand der folgenden Sätze, die alle ein NEIN in ihrem Gehirn auslösten:

- *»Meine Arbeit ist wertvoll.«*
- *»Ich bin sehr kompetent.«*
- *»Ich muss nicht ständig rennen und zeigen, wie beschäftigt ich bin, um die Anerkennung der Kollegen zu erhalten.«*
- *»Auch wenn ich in aller Ruhe arbeite und auch mal früher frei mache, verdiene ich die Achtung meines Arbeitsumfelds.«* (Das war ein schwieriger Punkt – es dauerte eine Weile, bis sich das NEIN löschen ließ.)
- *»Ich bin bereit, ohne die alten Gefühle der negativen Beurteilung durch meinen Vater zu leben.«*
- *»Ich erkenne an, dass mein Mann nur mein ›Erinnerer‹ ist, damit ich nicht vergesse, das alte Thema zu bearbeiten.«*
- *»Ich bin bereit, mein Thema zu mir zurückzunehmen und mit meinem Mann darüber zu reden.«*

Weiterer Verlauf:
Nach der Sitzung ging es Marina bei ihrer Arbeit und in ihrer Partnerschaft immer besser. Sie fühlte sich wieder richtig gut und musste nicht mehr ständig rennen und leisten. Und wenn doch, dann war sie aufmerksam genug, um sofort die alte Gewohnheit dahinter zu erkennen.

⊙

Was du für dich mitnehmen kannst

Alle diese Fallbeispiele haben eindrücklich gezeigt: Hinter Konflikten, Verletzungen und wiederkehrenden Schwierigkeiten stecken oft alte Muster aus der Kindheit. Die Gefühle, die dabei von anderen in uns ausgelöst werden, können deshalb so überwältigend sein, weil sie uns fühlen lassen wie damals als Kind: hilflos, wütend, ohnmächtig, traurig, ängstlich, ausgeliefert. So reagieren wir im ersten Moment auch oft wie ein Kind, das schreit, bockig und wütend ist, weil es sich vielleicht alleingelassen und verängstigt fühlt.

Für den Alltag bedeutet das: Strebe an, dir in solchen Situationen darüber im Klaren zu sein, *wer du gerade in der Beziehung bist und wie alt du dich in diesem Moment fühlst* – sei es gegenüber dem Partner oder der Chefin oder dem Freund oder ...!

Frage dich also:

- *»Wie alt bin ich gerade?«*
- *»Als welche Person trete ich gerade in der Beziehung zu meinem Gegenüber auf?«*
- *»Wo stehe ich gerade emotional?«*

Meistens kommst du auf eine klare Antwort, wenn du (wie immer) erst einmal einen bewussten Schritt zurücktrittst und in dich hineinspürst. Sei ehrlich zu dir selbst! Ertappst du dich jetzt in der Rolle des Kindes, heißt es zunächst: aufrichten, Brust raus, Bauch rein, groß machen und zurück zu dir – in die Rolle des Erwachsenen, der du hier und jetzt bist. Von diesem Standpunkt aus wird es dir leichter fallen, zu reflektieren, warum du gerade so handelst, wie du handelst, und ob du womöglich eine schmerzhafte Geschichte wiederholst, die du bereits von früher kennst. Vielleicht entdeckst du darin auch gewisse Schutzstrategien aus der Kindheit, die dir damals gedient haben, sich nun aber in der Beziehung als Erwachsener als hinderlich erweisen. (**Bitte beachte:** Den Link zu einer passenden **Meditation** findest du am Ende von Kapitel 6!)

Wichtig: Wenn du merkst, dass andere für dich alte Situationen aus der Kindheit wiederaufführen, indem sie sich zum Beispiel genauso verhalten wie ein Elternteil damals, erzeugen sie in dir damit die gleichen Gefühle wie einst. Das macht die Geschichte auch so plastisch und real, als würdest du sie jetzt erneut durchleben. Versuche dich also bewusst aus dieser Situation herauszulösen und dich zu fragen, woran dich diese Situation erinnert. Wenn dir eine Erinnerung kommt, versuche sie nicht zu bewerten. Was uns später als Erwachsener völlig »harmlos« erscheinen mag, kann für ein Kind traumatisch sein und einen schmerzhaften Stempelabdruck auf der Seele hinterlassen. Damit brennt sich ein Muster ein, dem auch der Erwachsene wie magisch folgen wird, um (idealerweise) am Ende zur Wurzel allen Übels zurückzukehren und diese alte Geschichte besser ausgehen zu lassen. Welcher Herausforderung du also auch immer begegnen magst – erinnere dich immer daran:

⊙ Alles geschieht für dich,
zu deinem Wohl!

Es geschieht, um etwas zu erkennen, zu heilen und zu integrieren. Im Grunde ist das Ganze wie ein Mantra, das du immer wieder aus deinem Gedächtnis abrufen darfst. Schau also erst einmal auf dich selbst und richte deinen Fokus nach innen!

Konfliktsituationen in der Tiefe lösen

Wie können wir nun Konfliktsituationen heilen, bei denen auch traumatische Erlebnisse mit im Spiel sind?

Dazu vorweg: Wusstest du, dass Kinder ihre traumatischen Erlebnisse beim Spielen wiederholen – ohne Anleitung oder Einflussnahme von Erwachsenen? Sie tun das wieder und wieder, um rückwirkend Einfluss zu nehmen und das Erlebte besser ausgehen zu lassen. Auf diese Weise versuchen sie das Trauma zu entschärfen und fühlen sich nicht mehr so ausgeliefert, weil sie das Gefühl haben, den Ausgang nun selbst bestimmen zu können. Kinder erschaffen sich damit eine neue, bessere Erinnerung an das, was geschehen ist.

Ähnlich verhält es sich auch bei uns Erwachsenen: Wir wiederholen alte Erlebnisse, um sie besser ausgehen zu lassen. Da die meisten aber die Spielregeln des Lebens nicht kennen und auch nicht wissen, dass uns andere Menschen dazu dienen, unsere eigenen Wunden zu erkennen, wiederholen wir eine negative Erfahrung nach der anderen – womit sich auch unsere Wunden immer tiefer eingraben.

Was also tun, um diesen Zyklus zu durchbrechen und einen akuten Konflikt zu klären?

- Über diese Dynamiken Bescheid wissen und in Betracht ziehen, dass das aktuelle Problem dein eigenes Thema sein könnte.
- Verstehen, welches alte Thema du mit deinem Gegenüber auf die Bühne bringst.
- Klar kommunizieren (zum Beispiel deine Gefühle mitteilen).
- Dich entscheiden, auf die altvertrauten Gefühle in Zukunft zu verzichten.
- Und in weiterer Folge: Alte Glaubenssätze wandeln und *NeuroReset* anwenden.

Diese wesentlichen Spielregeln des Lebens machen bereits einen enormen Unterschied im Leben. Warum? Weil du die Verantwortung für das Geschehen zu dir zurückholst und durch deine innere Wandlung auch nachhaltige Veränderungen im Außen geschehen lässt.

Und noch einmal, damit du es wirklich verinnerlichst:

Erzeugt ein Mensch oder eine Situation sehr starke Emotionen in dir, tritt innerlich einen Schritt zurück und betrachte die Situation von außen:

- *Was wühlt dich so auf?*
- *Was genau fühlst du?*
- *Kennst du das Gefühl, das in dir ausgelöst wird, von früher?*
- *Welche Geschichte erzählt dieses Gefühl?*
- *Erinnert es dich an eine bestimmte Situation?*
- *Was ist damals geschehen?*
- *Wer war beteiligt?*

Allein diese Fragen sowie das bewusste Anerkennen, dass es möglicherweise deine eigene Geschichte ist, die hier stellvertretend im Außen »wiederaufgeführt« wird, reduziert die Schärfe der Gefühle. Bei manchen Menschen reicht tatsächlich schon diese Erkenntnis aus, um die gesamte Situation zu entspannen und aufzulösen. Sollte das bei dir nicht zutreffen und du merkst, dass dahinter **traumatische Erinnerungen** stecken könnten: Suche dir unbedingt **professionelle Begleitung!** Diese Investition lohnt sich in der Regel immer und macht das Leben so viel leichter.

Heilung in der Partnerschaft

Bereits am Beginn des Kapitels sind wir auf das erstaunliche Phänomen der Partnersuche eingegangen. Viele der Fallbeispiele verdeutlichen, wie perfekt sich die jeweiligen Partner in ihren Verhaltensweisen – und ja, eben auch in ihren Schwachstellen – ergänzen. Unser inneres Navigationssystem wählt mit erstaunlich hoher Treffsicherheit genau jenen Partner oder jene Partnerin aus, der oder die uns am besten dabei unterstützt, zu wachsen, zu heilen und uns wieder *ganz* zu fühlen. Indem uns der Partner vor Augen führt, was in uns selbst noch erkannt werden möchte. Das kann durchaus bedeuten, dass sich nach der anfänglichen Verliebtheitsphase so mancher Schatten zeigt, der nach *Erkenntnis und Heilung verlangt.*

Wundere dich also nicht, wenn dein Partner gerade dort, wo du es am nötigsten brauchst, nur sehr schwer geben kann. Schaut euch stattdessen gemeinsam die passenden Puzzleteile an und überlegt, inwiefern ihr das Muster des jeweils anderen bedient und wie eine Lösung aussehen könnte – zum Wohl und zur Heilung beider Seiten.

Im Fallbeispiel von Astrid und Helmut hast du gesehen, dass Themen, die in einer Beziehung auftreten, nicht primär dir, sondern deinem Partner angehören können. So, wie das Verhalten von Helmut, der stundenlang in Kanada mit seinem Auto Reißaus nahm, im Kern nichts mit Astrid zu tun hatte – außer dass sie natürlich in irgendeiner Art eine Rolle bediente, die es Helmut überhaupt erst ermöglichte, sein Spiel zu spielen.

Wenn solche irritierenden Dynamiken in deiner Partnerschaft zu beobachten sind, ziehe nicht nur in Betracht, dass dein Partner gerade etwas für dich wiederholt, sondern dass er vielleicht sein ganz eigenes Spiel von damals wiederaufführt. Schau, inwiefern du Teil dieses Spiels bist, und steig dann innerlich bewusst aus der Rolle aus, die dir der Partner in diesem Spiel zugewiesen hat (etwa die Rolle seiner Mutter oder seines Vaters). **Stell dich nicht mehr zur Verfügung!**

Die folgende Übung zeigt dir, wie du dich aus der dir zugedachten Rolle verabschiedest.

Übung: »Ich stehe nicht mehr zur Verfügung!«

Um gegenüber einem Menschen eine bestimmte, dir zugeschobene Rolle aufzukündigen, kannst du folgende Übung machen (du erinnerst dich: Ich habe sie auch Astrid gezeigt). Sie hilft dir, die Geschichte deines Partners (oder auch anderer Personen) an ihn zurückzugeben:

- Zieh dich in einen ruhigen Raum zurück. Stell dir vor, wie dein Partner vor dir steht (er ist also nicht physisch präsent!).

- Sprich ihn an und sage: »*... [Name], das ist deine Geschichte, und das sind deine Gefühle. Ich gebe sie dir zurück. Ich stehe dafür nicht mehr zur Verfügung!*« Dabei trittst du einen Schritt zurück und kreuzt die Arme vor der Brust, als wolltest du dich von dieser Geschichte energetisch trennen.

Du kannst dir die Übung auch auf Youtube ansehen (https://www.youtube.com/watch?v=R3QDwdvx9mM): »55 Ich bin nicht Mutti«.

Ich habe diese Technik schon oft Patienten/Klienten beigebracht, und sie wirkt Wunder. Wenn nicht, prüfe immer ganz ehrlich, ob du vielleicht einen geheimen Vorteil hast, solange du das Spiel deines Partners mitspielst (siehe Kapitel 7). Denn nicht umsonst hat dein Partner dich passend gewählt, um seine Geschichten von damals aufführen zu können – und es kann sein, dass du durch eigene Schwachstellen, die du noch erkennen darfst, genau das Muster bedienst, das dein Partner durch sein Verhalten nach außen trägt.

An dieser Stelle noch ein paar Worte an alle jene, die sich derzeit in keiner Partnerschaft befinden, aber hoffen, nächstes Mal »den Richtigen« zu finden: Ist dir inzwischen ein Licht aufgegangen? Ja genau, du wirst *immer* den Richtigen finden, nämlich ein genau passendes Gegenüber! Du findest genau den Menschen, der dich am besten dabei unterstützt, innerlich *ganz* zu werden.

Natürlich hilft es nichts, sich blindlings in die nächste Beziehung zu stürzen, ohne geschaut zu haben, welche Themen es bereits in früheren Beziehungen gab und wie du sie adressieren kannst, damit du nicht ein Beziehungsdrama nach dem anderen aufführst. Nimm dir daher Zeit für deine Entwicklung. Vielleicht fallen dir auch Themen auf, die du wiederholt in Beziehungen durchlebt hast und die – du ahnst es – höchstwahrscheinlich mit dir selbst zu tun haben. In diesem Fall empfiehlt es sich sehr, sich um diese Themen zu kümmern, *bevor* du dich erneut verliebst. Das heißt nicht, dass du alle Themen vollständig gelöst haben musst, sondern dass du erkennst, wo du noch heilen und hineinwachsen darfst, um in dir das erforderliche Fundament und die nötige Eigenverantwortung für eine gesunde Beziehung zu schaffen.

Sicher ist: Schatten werden dir immer begegnen! Wir alle lernen, wachsen und heilen ein Leben lang. Genieße also die Verliebtheitsphase, die dich womöglich zunächst so schön blind für das Offensichtliche macht, und öffne dich für all die Erfahrungen, die in deiner Beziehung auf dich warten. In dem Bewusstsein, dass du immer den richtigen Partner an deiner Seite haben wirst, um zu dir selbst zurückzukehren. Oder mit einer Prise Humor betrachtet:

Egal, wen du heiratest,
am nächsten Morgen liegt sowieso
die falsche Frau neben dir.

(Leo Tolstoi)

Über Verletzlichkeit zur Selbstliebe

Wo Liebe ist, ist auch Angst. Angst vor Nähe; Angst vor Verlust; Angst davor, verletzt zu werden; Angst davor, nicht gut genug zu sein und so weiter. Diese Angst ist der stärkste Gegenspieler der Liebe – und gleichzeitig ihr wichtigster Partner. Denn: **Je größer die Angst, desto deutlicher zeigt sie dir, wo noch alte Schutzmauern, Glaubenssätze und Verletzungen in dir wirken, die dich von der Liebe trennen.**

⊙ Da wo die größte Liebe ist,
ist auch die größte Angst.

Während uns die Angst scheinbar als Feind der Liebe begegnet, ist sie in Wahrheit doch ihr Freund. Eben weil sie uns erkennen lässt, wo wir selbst noch heilen dürfen, um in die Liebe selbst zurückzukehren. Gerade an dem Punkt dürfen wir uns selbst manchmal an der Nase packen und ehrlich fragen, wie sehr wir noch andere Menschen dafür verantwortlich machen, uns Liebe zu schenken, die wir uns selber gerade nicht geben können. In diesem Fall wird die Rechnung natürlich nicht aufgehen, denn wie sollen wir die Liebe eines anderen empfangen, wenn wir sie für uns selbst nicht annehmen können?

Mangelnde Selbstliebe ist ein großes Thema bei vielen Menschen, auch wenn sie meist wenig bewusst, sondern gut im Unterbewusstsein vergraben ist. Oft entsteht dieser Mangel bereits in der frühen Kindheit, was ihn noch schwieriger auffindbar und zum wohl größten Verhinderer von gesunden Beziehungen macht. Doch gerade hier – und besonders hier – hilft die NeuroReset-Methode.

Mit *NeuroReset* kannst du alte, negative Glaubenssätze sowie Gefühle des Nicht-Geliebtseins auflösen und wirst anfangen, freundlicher und liebevoller mit dir selbst umzugehen. Sobald du freundlicher mit dir selbst umgehst, gehen auf einmal auch alle anderen freundlicher mit dir um! Genauso, wie dein Partner dir umso mehr Liebe schenken kann, je mehr du dich selbst liebst. Und Liebe bedeutet eben *nicht,* keine Angst und keine Konflikte zu haben. Sondern die Angst und jegliche daraus entstehenden Konflikte als Brücke zu nutzen, um in die Liebe zurückzukehren!

Liebe und Angst sind oft innige Partner. Wo die größte Liebe ist, ist auch die größte Angst. Angst vor möglicher Verletzung, wenn man sich öffnet. Verwundbarkeit hat jedoch auch mit Lebendigkeit zu tun, und diese ist mit Freude, Vitalität, Liebesfähigkeit und letztendlich auch Gesundheit verbunden. Erst wenn das Leben fließen darf, stehen die Liebe und all ihre Entwicklungskräfte auf unserer Seite.

Verwundbar bleiben ist das eine – Angst vor Öffnung und Verwundbarkeit ist das andere. Wende gegen diese Angst *NeuroReset* an!

⊙ **Verwundbarkeit hat mit eigener Lebendigkeit und Liebesfähigkeit zu tun – bleibe also verletzbar!**

Psychosomatik – wenn die Seele über den Körper spricht

Viele der Fallbeispiele haben nicht nur gezeigt, wie sich unverarbeitete Themen aus der Kindheit in aktuellen Beziehungen bemerkbar machen, sondern auch, wie sie sich über körperliche Symptome äußern (etwa Erschöpfung, Depression, Ohrgeräusche, Migräne etc.).

⊙ **Wird die Seele nicht gehört, übersetzt sie ihr Anliegen oft sehr direkt in ein analoges Körpersymptom. Das *klingt* nicht nur simpel, das *ist* simpel!**

Tatsächlich sind viele Patienten anfangs nicht sehr offen dafür, dass ihre körperlichen Beschwerden etwas mit der Seele zu tun haben könnten. Kein Wunder – wird doch in der Schulmedizin das Wort *»psychosomatisch«* (das bedeutet: »von der Seele/Psyche auf den Körper wirkend«) häufig abwertend verwendet. Von Patientenseite besteht zudem oft das Missverständnis, der Arzt wolle ihnen unterstellen, sie hätten »nichts«. Das mag in Einzelfällen zutreffen. Doch kundige Ärzte erkennen, dass die von den Patienten geschilderten Beschwerden real sind.

In der Regel gibt es handfeste körperliche Befunde, und als orthopädisch ausgebildete Ärztin kann ich das nur bestätigen: Sowohl Gelenkblockierungen als auch schmerzhafte Muskelverspannungen sind medizinische Tatsachen, die ich mit den Händen spüren und nachvollziehen kann. Mit Akupunktur lässt sich hier vieles lindern. Doch meine jahrzehntelange Erfahrung zeigt auch: Der Erfolg einer rein körperlichen Behandlung hält nicht lange an, solange die seelische Ursache unbeachtet bleibt. Irgendwann meldet sich die Seele erneut – vielleicht mit demselben, vielleicht mit einem anderen Symptom. Einfach, um gehört zu werden. Eigentlich also zum höchsten und besten Wohl des Patienten.

Symptome sind demnach keine Gegner – sie sind Botschaften. **Dein Körper ist das Sprachrohr deiner Seele und übersetzt das, was du (vielleicht allzu lange) überhört hast.** Rückenschmerzen, Migräne oder chronische Erschöpfung wollen dich nicht bestrafen, sondern aufmerksam machen: »Hallo, hier gibt es etwas, das du noch ansehen solltest!«

Stolperst du also das nächste Mal über deine Beschwerden, frage dich nicht einfach nur: »Wie werde ich das schnell wieder los?«, sondern vielmehr:

- *»Was will mir mein Körper mitteilen? Was möchte er zum Ausdruck bringen, was ich selbst nicht äußern kann?«*
- *»Welche Geschichte aus meiner Vergangenheit drängt hier auf Heilung?«*

In dem Moment, in dem du bereit bist, diese Botschaften zu entschlüsseln, verwandeln sich Symptome von Störenfrieden in Wegweiser. Sie zeigen dir, wo es Altes loszulassen, Verletzungen zu heilen und dich deinem Leben mit mehr Leichtigkeit zuzuwenden gilt.

Wie uns *NeuroReset* hierbei unterstützen kann, hast du nun anhand vieler Fälle eindrücklich erfahren. Bist du bereit, dein eigener Beweis zu werden?

⊙

Nun hast du einiges über die Mechanismen und Hintergründe erfahren, die uns unterbewusst gefangen halten können – und wie diese Muster durchbrochen werden können. Vielleicht fragst du dich jetzt, wie du den Unterschied zwischen der Umwelt als Spiegel, dem Schatten und dem »Sound der Kindheit« erkennen kannst.

Am Beispiel »Aggression« lässt sich das gut verdeutlichen:

- **Spiegel:**

Jemand verhält sich aggressiv zu mir, weil *ich* zu mir selbst aggressiv bin.

- **Schatten:**

Jemand ist aggressiv zu mir, weil ich den kraftvollen Aspekt der Aggression – das »Für-mich-Einstehen« – bei mir selbst ausklammere.

Oder: Mich regt das aggressive Verhalten der anderen auf, weil ich dadurch in Kontakt mit Wesensanteilen komme, die zu mir gehören, die ich aber mit viel Kraft unterdrückt und in den Schatten geschoben habe.

- **»Sound der Kindheit«:**

Jemand ist aggressiv zu mir; er/sie »repräsentiert« in diesem Moment meinen Vater oder meine Mutter und wiederholt für mich dieses Drama – mit dem Beweggrund, dass es diesmal besser ausgeht und gelöst werden kann.

Ob und inwieweit du bereit bist, diese drei Dynamiken für dich selbst zu erforschen und aufzulösen, bleibt am Ende dir selbst überlassen. Du hast einen freien Willen und entscheidest somit, aus welcher Perspektive du das Leben betrachtest und ob du die Erfahrungen auf deinem Weg *für dich – zu dei-*

nen Gunsten, dir selbst und deiner Entwicklung zuliebe – nutzen oder dagegen ankämpfen willst.

Es gibt Menschen, die getreu dem Motto leben: »Besser gut verdrängt als schlecht verarbeitet.« Das heißt nichts anderes, als dass sie eine Verarbeitung alter Themen ablehnen, aus Angst, sie wiederzubeleben. Doch damit verharren sie oft viele Jahre in einer Opferrolle, die sie sehr viel mehr Leid erfahren lässt, als wenn sie das *vorübergehende* Leid in Kauf genommen hätten, das ein Erkenntnisprozess mit sich gebracht hätte. Momente, in denen wir alle voll und ganz die Verantwortung für das Geschehen in unserem Leben übernehmen …

Auf einer Gartenmesse fiel mein Blick einmal auf ein Schild mit der Aufschrift: *»Man muss die Schuld auch mal bei anderen suchen!«* Ich war an jenem Tag mit meinem Dreamteam aus zwei lieben Freundinnen, einer Psychologin und einer Psychiaterin, unterwegs. Du wunderst dich sicher nicht, dass wir herzlich über das Schild gelacht haben.

Ob wir nun in unsere Eigenverantwortung treten oder nicht – fest steht: Unsere Themen werden uns immer auf irgendeine Art und Weise wiederbegegnen:

- Entweder **spiegelt** uns jemand dieses Thema.
- Oder das Thema folgt uns als **Schatten** mit jenem Anteil, den wir ausgeschlossen haben.
- Oder jemand führt ein schmerzhaftes altes Thema für uns auf und spielt damit den **»Sound der Kindheit«** ab.

Solange wir nicht bereit sind, nach Ursachen in uns selbst zu forschen, sondern nur im Außen, in der »Realität« agieren [»Der hat das gemacht, und ich hab (bloß) das gemacht«], haben wir viel größeren Aufwand, viel mehr Ärger, kündigen vielleicht oder entlassen jemanden oder lassen uns scheiden. Bei der neuen Arbeit, in der neuen Partnerbeziehung werden dann oft die gleichen Themen wiederholt – und wir wundern uns ... Ökonomisch ist das nicht! Also dann doch lieber hinsehen, hinfühlen und mit *NeuroReset* kraftvolle, neue Glaubenssätze verankern, um sich geradewegs in ein neues Lebensgefühl voller Leichtigkeit, Freiheit und Erfüllung zu begeben!

Meditation

Wenn du den Prozess, aus der kindlichen Rolle »herauszuschlüpfen«, noch tiefer erleben möchtest, lade ich dich zu einer geführten Meditation ein. Sie trägt den Titel »Dem Echo der Kindheit begegnen« und bietet dir einen sicheren Raum, um deinem inneren Kind zu begegnen und die alten Gefühle liebevoll wahrzunehmen. Du musst nichts konfrontieren – es geht nur darum, dich selbst sanft zu spüren und deinem erwachsenen Ich zu erlauben, Trost und Halt zu geben.

Du kannst dir die Meditation kostenfrei unter www.neuroreset.io/begleitmaterial herunterladen.

Scan Me

KAPITEL 7

DEINE VORTEILE – TEUER ERKAUFT

Aus den unbewussten Motiven erwachsen
die stärksten Widersprüche unseres Handelns.

(Sigmund Freud)

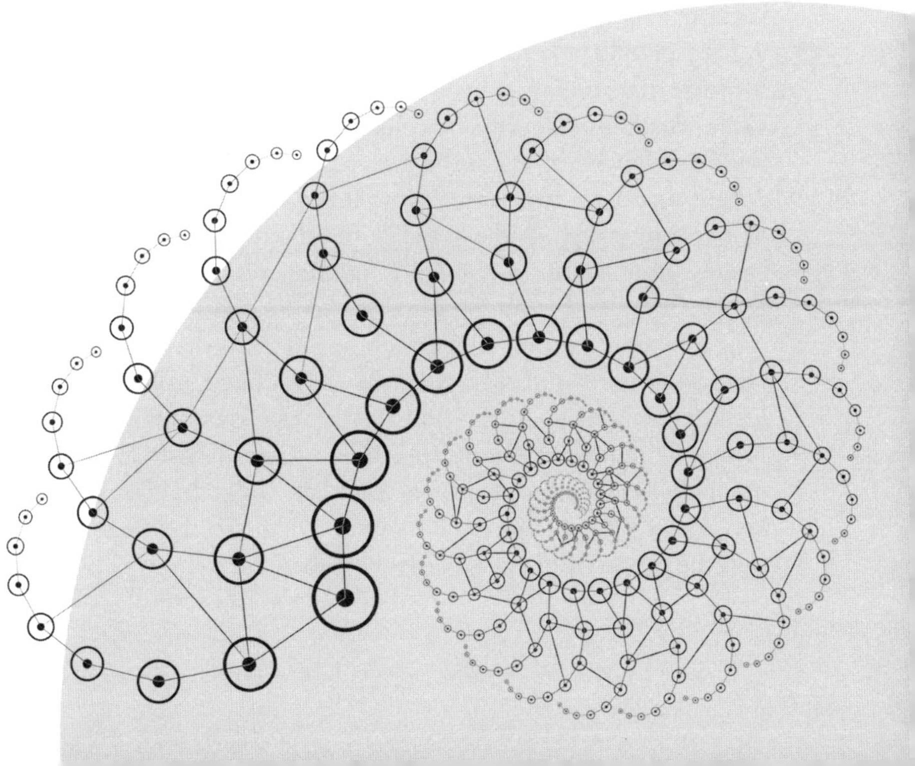

Du kennst nun die drei großen Bühnen, auf denen sich alte Themen abspielen können:

- die **Umwelt als Spiegel,**
- der **Schatten (ausgeklammerte Anteile)** und
- der **»Sound der Kindheit« (Wiederholung früher Erfahrungen).**

Dem fügen wir ein letztes, oft übersehenes Puzzleteil hinzu:

- den **Nutzen, den wir aus schwierigen Situationen ziehen** – Situationen, die uns häufig sogar offensichtlich Schaden zufügen, die wir aber nicht aktiv verändern wollen und selbst geschaffen haben, weil sie uns einen (heimlichen) Vorteil bringen – meist unbewusst und »teuer erkauft«.

Klingt provokant, ist aber zutiefst menschlich. Der Grund dafür ist, dass a) uns unsere eigenen Wünsche und Bedürfnisse häufig nicht bewusst sind und b) wir nicht wissen, wie wir sie erfüllt bekommen, vor allem, wenn sie scheinbar im Widerspruch zueinander stehen oder Ängste sowie Glaubenssätze darübergelagert sind. Solange wir solche (scheinbar) widersprüchlichen Wünsche noch nicht zu vereinen gelernt haben, kann es zu starken Konflikten im Inneren kommen. Wir organisieren uns die Wirklichkeit dann so, dass irgendwie beides geht: Nähe in kleinen Portionen, Verantwortung mit Schlupfloch, Liebe mit Schutzabstand, Beziehung mit Fluchtmöglichkeit. Dadurch wiegen wir uns in Sicherheit, doch verwehren wir uns natürlich auch die Möglichkeit, voll und ganz ins Erleben einzutauchen und damit unsere Bedürfnisse und Wünsche auf tiefer Ebene zu erfüllen. Genau deshalb wirken manche Verstrickungen so erstaunlich »stabil«: Sie schenken uns in irgendeiner Art einen Vorteil, der in der Regel eine tieferliegende Angst zu überdecken versucht.

Hier zwei typische Beispiele, die viele Menschen betreffen:

- **Bedürfnis nach Nähe und Distanz:**
  Wer Nähe unbewusst fürchtet, zum Beispiel aus Angst davor, sich selbst zu verlieren oder keinen Freiraum mehr zu haben, weil er diesen noch nicht richtig beanspruchen kann, der wird vielleicht eine Beziehung suchen, die ihm zwar Distanz ermöglicht (= heimlicher Vorteil), aber auch keine wirkliche Nähe zulässt. Kann dieser Mensch seine Angst jedoch lösen, wird er seine Bedürfnisse nach Freiraum und Distanz dem Partner gegenüber offen kommunizieren können – was wiederum tiefere Verbundenheit, Vertrauen und damit echte Nähe schafft.

- **Bedürfnis nach Individualität und Gemeinschaft:**
  Wer sich nach Zugehörigkeit und Verbindung sehnt, aber unterbewusst fürchtet, nicht liebenswert, nicht richtig oder nicht gut genug zu sein, der verhindert sowohl seinen individuellen Ausdruck als auch die Verbindung zu Gleichgesinnten. Er geht demnach entweder keine, wenige oder nur solche Beziehungen ein, wo er tatsächlich weder gesehen noch in seiner Individualität erkannt wird, weil er auf diese Weise verhindert, in seiner (fälschlicherweise angenommenen) Unzulänglichkeit erkannt zu werden (= heimlicher Vorteil). Löst er nun seine Angst sowie den Glauben, nicht liebenswert/nicht richtig/nicht wertvoll/... zu sein, und lernt sich zu zeigen und authentisch zum Ausdruck zu bringen, wird er genau jene Menschen ins Leben ziehen, die mit seiner Energie in Resonanz gehen und seine Einzigartigkeit anerkennen sowie sein Wachstum unterstützen – zum Beispiel aufgrund gemeinsamer Ziele, Visionen, Interessen oder anderer verbindender Elemente.

Du siehst: **Scheinbar widersprüchliche Wünsche stehen sich meist nur so lange gegenüber, wie wir sie selbst noch in unserem Inneren trennen, weil eine Angst dazwischenliegt.** Diese Angst formt wiederum einen Wunsch, der die Angst natürlich zu vermeiden versucht. Das Problem: Solange Angst die Motivation für unser Handeln ist, schaffen wir Situationen, die niemals wirklich erfüllend sein können, eben weil sie aus Angst und damit aus einem Mangel kommen; die Situationen als solche schaffen aber einen geheimen Vorteil. Sobald du diesen verborgenen Nutzen erkennst – den sekundären »Gewinn« –, den du zum Beispiel aus einer ungesunden Beziehungsdynamik oder aus einer Krankheit ziehst, und die dahinterliegenden Bedürfnisse anzuerkennen sowie auf dienliche Weise zu verfolgen beginnst, wechselst du automatisch vom Opferstuhl auf den Schöpferplatz. Von hier aus wird Veränderung plötzlich leicht: Du anerkennst deinen eigentlichen Wunsch (zum Beispiel nach Freiraum UND Nähe, nach Individualität UND Gemeinschaft, nach Sicherheit UND Abenteuer und so weiter) und erfüllst ihn ohne Umwege, ohne Drama und ohne faule Kompromisse. Wie? Indem du das auflöst, was zwischen deinen Wünschen steht: alte Ängste und negative Glaubenssätze.

Es ist wirklich erstaunlich, wenn ich bedenke, wie viele Menschen ich in den letzten 40 Jahren getroffen habe, die mir ihr Leid klagten – nur um am Ende gemeinsam herauszufinden, dass sie diese Situationen im Grunde genau so gewollt hatten! Weil sie daraus einen Nutzen zogen, wenngleich natürlich zum Großteil unbewusst.

In den folgenden Praxisfällen wirst du einige dieser selbst verursachten Situationen kennenlernen, die zeigen, wie wir an Lebensumständen festhalten, die uns sogar offensichtlich schaden, aber dennoch einen verborgenen Wunsch erfüllen. Wir schauen, inwiefern diese »teuer erkauften Vorteile«, die meist auf Kosten unserer Gesundheit, Authentizität, Lebendigkeit und Lebensfreude gehen, entlarvt werden können. Und vor allem: wie wir diese Verstrickungen lösen, ohne das dahinterliegende Bedürfnis aufzugeben oder abzuwerten. Gerade hier zeigt sich erneut die Kraft von *NeuroReset*. Eine Methode, die uns hilft, tieferliegende Ängste zu lösen und alte Glaubenssätze zu wandeln, sodass sie uns nicht mehr im Hintergrund steuern und wir wieder fähig sind, aus innerem Einklang heraus unsere Bedürfnisse und Wünsche zu erfüllen.

Beispiel 1: Nähe und Distanz in Beziehungen

Im ersten Fallbeispiel widmen wir uns einer Dynamik, die zu den größten Herausforderungen in Partnerschaften gehört: dem Spannungsfeld von Nähe und Distanz. Wenn dieses Thema ungelöst bleibt, führt es oft dazu, dass Menschen entweder in ungesunden, abhängigen Beziehungen verharren oder gar keine festen Bindungen eingehen können – weshalb es sich lohnt, sich dieser Dynamiken bewusst zu werden, um sie sodann auflösen und in gesunde, dienlichere Bahnen lenken zu können.

· FALL AUS DER PRAXIS ·

Wenn der Geliebte schon vergeben ist

Heike, 26, kenne ich seit ihrer Jugend. Anfangs kam sie gemeinsam mit ihrer Mutter in meine Praxis, später suchte sie mich allein auf – erst als Studentin, dann als junge Lehrerin. Bei vielen ihrer Beschwerden konnte ich ihr gut helfen. Ein Thema jedoch blieb hartnäckig bestehen: Männer.

Vor einigen Jahren klagte sie noch, dass ihr damaliger Freund sie an den Wochenenden völlig vereinnahmte. Nun aber hörte ich auf meine Frage nach ihrem Liebesleben, dass »alles schrecklich« sei, denn sie sei mit einem Mann zusammen, der bereits vergeben ist. Oh weh.

Heike schilderte, dass sie an den Wochenenden nur wenige intensive Stunden miteinander verbrachten. Nach einer kurzen Pause stellte ich ihr die Frage: *»Und was haben Sie davon?«* Sie war völlig überrascht, schnappte nach Luft ... und erkannte dann sofort: »Ja, wenn Sie so fragen ..., stimmt eigentlich, der lässt mich danach in Ruhe, und ich habe noch etwas vom Wochenende.« Daraufhin gab ich ihr den Auftrag, mit dem Beklagen aufzuhören, die Beziehung zu genießen und anzuerkennen, dass sie es sich selbst so eingerichtet hatte. Heike musste herzlich lachen – befreit, erleichtert. Von da an konnte sie ihre Situation nicht nur als vorteilhaft sehen, sondern vor allem auch als *selbstverursacht* annehmen – in dem Wissen: Wenn sie es doch anders wollte, hatte sie jederzeit die freie Wahl, etwas zu verändern.

Zur Vertiefung

Mittels *NeuroReset* unterstützte ich Heike durch diese Sätze:

- *»Ich darf auch in einer festen Beziehung Distanz haben und Zeiten allein einfordern.«*
- *»Ich darf dem Partner gegenüber äußern, dass ich Zeit für mich haben möchte.«*
- *»Ich muss keinen Streit anfangen, um Zeit für mich zu haben.«*
- *»Es ist selbstverständlich, Zeit alleine haben zu dürfen.«*
- *»Eine feste Partnerschaft bedeutet nicht, dass wir immer zusammenkleben müssen.«*

Weiterer Verlauf:
Nach einiger Zeit ging Heike eine selbstbestimmte, gleichberechtigte Partnerschaft ein, in der sie ihr Bedürfnis nach zeitweiliger Distanz und Selbstzuwendung klar äußern konnte – ohne zu fürchten, die Liebe zu verlieren. •>•>•>

An Heikes Fall kann man wunderbar ablesen, **wie sehr unsere Seele für uns sorgt und uns einfach die Wünsche** (wie hier nach Freiraum) **erfüllt, die wir am stärksten hegen – wenngleich unterbewusst.** Ganz »zufällig« verlieben wir uns dann auch noch in den »passenden« Partner (der zum Beispiel schon vergeben ist) oder ziehen Freunde ins Leben (die nur wenig Zeit haben), um diese Wünsche zu erfüllen. Die wenigsten wissen um diese ausgesprochen intelligente Versorgung.

⊙ **Wenn wir zwei einander (scheinbar) widersprechende Wünsche haben, setzt sich der stärkere Wunsch am Ende immer durch: Es ist meistens der Wunsch, der Angst vermeiden möchte, weshalb es gilt, die Angst aufzudecken und zu lösen!**

Bei allem, was dich also in Sachen Beziehung und Partnerschaft ärgert oder irritiert, frag dich immer, ob du vielleicht im Verborgenen etwas von der Situation hast; sie mag dich zwar verärgern, kränken, verletzen oder anderweitig herausfordern, aber offensichtlich hältst du noch daran fest (sonst würde sie ja nicht existieren). Die Frage *»Und was hast* du *davon?«* beziehungsweise *»Und inwiefern profitieren Sie davon?«* führt manchmal zu erstaunlichen Erkenntnissen.

Ganz wichtig: Wenn du diesen verborgenen Nutzen erkennst, darfst du ihn dir auch eingestehen – ohne Schuldgefühle! Denn alle(!) deine Wünsche sind wichtig und berechtigt. Die Frage ist nur, wie du sie leben und zum Ausdruck bringen kannst, ohne zu fürchten, dadurch etwas zu »verlieren«.

Schuldgefühle sind im Übrigen laut vielen Psychotherapeuten eine der Hauptursachen, warum wir etwas nicht umsetzen können oder warum wir unsere Ziele »hintenrum« zu erreichen versuchen – was wiederum dazu führen kann, dass wir entweder faule Kompromisse eingehen oder anderweitige Bedürfnisse unterdrücken. Die Situation von Heike zeigt deutlich, wie etwa der Wunsch nach Freiraum in einer Liebesbeziehung absolut berechtigt ist, sie aber diesen Wunsch nicht mit einer festen Partnerschaft verbinden konnte – aufgrund der Angst, dadurch ihre Freiheit zu verlieren. Erst als sie erkannte, dass auch in einer festen Partnerschaft eigene Bedürfnisse nach Freiraum klar geäußert und gelebt werden können, konnte der scheinbare Widerspruch der Wünsche überwunden werden.

Seine eigenen Wünsche und Bedürfnisse in einer Beziehung auch um der Harmonie willen zu unterdrücken, führt niemals zum Ziel. Werde dir hier möglicher Schuldgefühle oder Ängste bewusst, die dahinterstecken können, und erlaube dir, deine Wünsche klar zu äußern. Du und dein Partner beziehungsweise deine Partnerin haben die gleichen Rechte – also gebt euch den Raum, den ihr benötigt, um frei zu atmen und aus dieser Freiheit heraus eine Verbindung einzugehen, die euch beide nährt und euch entfalten lässt.

Das Thema »Nähe – Distanz« ist eine der größten Herausforderungen in Beziehungen. Was du hier für dich mitnehmen darfst:

- Du darfst Distanz haben (ein gesundes Gleichgewicht aus Distanz und Nähe dient jeder Partnerschaft).
- Du darfst diese Distanz ruhig, klar und selbstbestimmt einfordern.
- Du musst dafür keinen Streit anfangen (damit sich der andere womöglich zurückzieht und du auf diese Weise deinen »Freiraum« erhältst).
- Du darfst einen Raum für dich selbst haben, deine eigenen Freunde, deine Hobbys, dein eigenes Geld, deine eigene Meinung, deine Vorlieben und so weiter (du bist ein freier Mensch).
- Du darfst dich dir selbst zuwenden und die Beziehung zu dir selbst pflegen.
- Du darfst deine Bedürfnisse (beispielsweise nach Zeit für dich allein) äußern und für dich einstehen – frei von Schuld, Scham oder Angst, dadurch den anderen zu verlieren.
- Du bist es wert, mit deinen Wünschen und Bedürfnissen respektiert und geachtet zu werden.

Auch sehr interessant, dass sich viele einen Partner suchen, der im Grunde unerreichbar ist. Entweder weil er weit entfernt wohnt oder bereits vergeben ist oder privat oder beruflich komplett eingespannt ist. In diesen Fällen beschweren sich die meisten über ihre Situation – sie sind sich im Unklaren darüber, dass sie sie ja selbst geschaffen haben. Sie müssten nur den versteckten Vorteil suchen, den sie bisher noch nicht auf andere Art und Weise zu erfüllen oder zu leben gelernt haben.

Quer über den Ozean –
da kann man sehnen und schmachten –, aber wehe,
der andere packt wirklich seine Koffer und kommt!

(Harald Reinhardt)

So kann also hinter einer augenscheinlich leidvollen Situation ein geheimer Nutzen stecken – meist eben ein Wunsch, der uns nicht bewusst ist oder den wir uns nicht direkt zugestehen. Dieses Muster findet sich nicht nur in Partnerschaften. Auch in anderen Lebensbereichen erschafft unsere Seele Umstände, die uns einerseits belasten, andererseits aber einem verborgenen Bedürfnis dienen.

Erinnerst du dich an Felicitas, die promovierte Wissenschaftlerin, die seit über 25 Jahren einen Chef nach dem anderen ertragen muss, der sich genauso dominant und abwertend verhält wie einst ihr Vater? Sie weiß sogar, dass sie mit diesen Chefs die schmerzhafte Situation von damals wiederholt, möchte aber nichts ändern. Kraft ihrer hohen Intelligenz schafft sie es, an allem einen Haken zu finden: an Weiterbildungen, an Büchern, an Seminarangeboten, an einem neuen Job. Eben an allem, was Veränderung implizieren könnte. So, als wollte sie sagen: »Begreift ihr nicht, dass es mir hier gut geht? Ich fühle mich nämlich wie zu Hause! Lasst mich also endlich in Ruhe.« Damit äußert sie einen klaren Wunsch: *»Ich will es so haben wie früher mit Papa. Da kenne ich mich aus, da weiß ich, was ich tun muss.«* Sie zieht es vor, in dieser ihr so lange vertrauten Umgebung zu verharren, aus Angst vor dem Neuen. Damit ist es auch nachvollziehbar, dass sich ihre Bereitschaft, etwas zu ändern, in Grenzen hält. Offensichtlich hatte sie keine liebevolle Beziehung zu ihrem Vater und versucht nach wie vor, die Verbindung indirekt durch ähnlich geschaffene, vertraute Lebensumstände aufrechtzuerhalten.

Solange die Umstände nicht wirklich unangenehm werden, verharren viele Menschen in der Opferrolle, weil sie trotz Leid noch immer bequemer und angenehmer erscheint, als die Verantwortung für das Geschehen zu sich zurückzunehmen und den geheimen Vorteil aufzugeben.

Ich habe bei Felicitas lange gebraucht, um zu akzeptieren, dass ich nichts für sie tun kann, außer sie in Ruhe zu lassen. Im Nachhinein erzählte sie mir, ihre Freunde seien so merkwürdig geworden; sie dürfe sich gar nicht mehr über ihre schlimmen Chefs beschweren. Ich musste innerlich lächeln – nicht über ihre Situation, aber weil ihre Freunde das einzig Richtige getan hatten: Sie gaben ihr keine Bühne mehr für ihr Theaterstück. Damit war ein Teil ihres Benefits, den sie von der Situation hatte – nämlich Zuwendung über Mitleid und Bedauern anderer zu erhalten – weggebrochen.

Ich wage die Prognose: Es könnte für Felicitas in ihrem Freundeskreis durchaus noch unbequem werden, weil ihre Freunde bereits angefangen haben, klare Grenzen zu ziehen. Diese Grenzen sind enorm wichtig – sei es, dass wir sie anderen gegenüber setzen oder andere sie uns gegenüber setzen. Denn manchmal ist es der größte Freundschafts- und Liebesbeweis, den wir erbringen können, *nicht* dem anderen in seinem Leid Abhilfe zu schaffen (etwa durch Zuhören, Zuwendung, Mitleid etc.) – was ihn oft in der eigenen Opferrolle verharren lässt –, *sondern* ihn tatsächlich sich selbst zu überlassen. Im Glauben und im Vertrauen, dass er die Kraft hat, seine Situation in die Hand zu nehmen.

Tatsächlich sind Glaube und Vertrauen mit das größte Geschenk, das du einem anderen machen kannst – obwohl es für denjenigen (oder auch uns selbst, wenn wir in so einer Situation stecken) erst mal ziemlich unbequem werden kann. Doch gerade dann kommen wir in Bewegung und beginnen zu überlegen, ob es nicht an der Zeit wäre, etwas zu verändern. In dem Moment, da wir uns von der Opferrolle verabschieden, in die eigene Kraft kommen und Verantwortung für unser Leben übernehmen, können wir uns natürlich auch Menschen an die Seite holen, die uns in unserer Entwicklung und in unserem Wachstum unterstützen.

Beispiel 2: Wenn Krankheit zum Gewinn wird

Inwiefern auch Krankheit einen verborgenen Vorteil mit sich bringen kann, zeigt das nächste Fallbeispiel. Hierbei schauen wir uns auch an, welche Rolle der Einbezug anderer Menschen (zum Beispiel des Partners oder der Partnerin) in Krankheitsfällen spielt und wie wir uns selbst aus Selbstbegrenzung und Kleinhaltung lösen, um wieder eine selbstermächtigende Position einzunehmen.

· FALL AUS DER PRAXIS ·

Eine Kette von Unfällen

Antonia, eine 65-jährige Dame, kommt mit starken Schmerzen zu mir. Wie immer beginne ich mit einer ausführlichen Anamnese und stelle vor der körperlichen Untersuchung viele Fragen. Sie berichtet von zahlreichen Autounfällen mit Knochenbrüchen, Schädelbrüchen und Organverletzungen – einige Male wäre sie fast gestorben.

Während ich die Anamnese aufnehme, beschleicht mich ein seltsames Gefühl. Ich frage sie: *»Mir fällt auf, dass Sie mehr als zehn schwere Autounfälle hatten! Was denken Sie darüber?«* Sie erzählt lediglich von Glatteis, Regen und Konzentrationsstörungen und lenkt das Gespräch schnell wieder auf die Schmerzen und all die notwendigen Operationen, die sie erdulden musste. Also hake ich nach: *»Finden Sie das nicht auffällig, dass Sie so viele schwere Unfälle hatten? Da muss doch irgendetwas dahinterstecken?«*

Ihre Antwort ist mir bis heute in Erinnerung, weil sie mir nach wie vor eiskalte Schauer über den Rücken jagt. Sie sagt wie aus dem Nichts: »Immer wenn ich einen Autounfall hatte und verletzt in der Klinik lag, war mein Mann nett zu mir.«

Ich bin sprachlos. Dass Krankheit zu einem Zuwachs an Aufmerksamkeit durch den Partner führen kann – einem sekundären Krankheitsgewinn –, ist in der Medizin bekannt. Aber etwas Derartiges habe ich noch nie gehört. Offensichtlich ist Antonia nie auf die Idee gekommen, zu hinterfragen, warum ihr Mann in normalen Zeiten nicht nett zu ihr ist oder was sie selbst daran ändern könnte.

Zur Vertiefung

Welche Glaubenssätze könnten dem Verhalten von Antonia zugrunde liegen? Sehr wahrscheinlich solche wie:

- *»Ich bin nicht liebenswert.«*
- *»Liebe muss man sich verdienen, aber ich bin dazu nicht in der Lage.«*
- *»Mein Mann wird nur aus Angst, mich zu verlieren, lieb zu mir – zum Beispiel wenn ich schwer verletzt bin.«*
- *»Für mich gibt es keine Aussicht auf ein besseres Leben.«*

Überlege, wie du diese Sätze positiv umformulieren könntest, damit sie mithilfe von *NeuroReset* integriert werden könnten.

Weiterer Verlauf:
Leider kann ich hier keinen weiteren Bericht erstatten. Damals, vor drei Jahrzehnten, kannte ich meine heutige Methode noch nicht. Hätte ich sie gekannt, hätte ich sehr wahrscheinlich weiterhelfen können. Ich kann nur hoffen, dass Antonia keine weiteren Unfälle »brauchte«, nur um die Aufmerksamkeit ihres Mannes zu erhalten. •>•>•>

Dieser Extremfall zeigt, welchen Vorteil wir uns manchmal teuer erkaufen, ohne uns der Kosten wirklich bewusst zu sein. Einfach deshalb, weil all der Fokus darauf liegt, was wir für uns damit zu erreichen versuchen. Im Falle von Antonia: die Zuwendung ihres Mannes. Alles andere, was uns offensichtlich schadet, wird gekonnt ignoriert und ausgeklammert – wir wollen es einfach nicht sehen.

So weit muss es natürlich gar nicht erst kommen. Frage dich daher bei allen misslichen Situationen immer:

- *»Was habe ich davon?«*
- *»Welchen Vorteil erhoffe ich mir durch diese Situation?«*
- *»Ist dieser Vorteil wirklich solche ›Opfer‹ wert?«*

Krankheit ist im Übrigen eines der gängigsten Manöver, um uns einen geheimen Vorteil zu schaffen. Ein simples Beispiel: die gute alte Grippe. Man leidet, stöhnt – aber endlich darf man auch mal im Bett bleiben. Selbst wenn der Kopf brummt und der Husten quält, ist es vielleicht doch ganz schön: Wir gönnen uns »zu Recht« eine Auszeit – eine schuldfreie Art, um aus unserem Hamsterrad auszusteigen und mal zu chillen. Womöglich kümmert sich auch noch jemand um uns! Ist doch eigentlich toll, oder?

In der Medizin nennen wir das einen »sekundären Krankheitsgewinn«. Eine Erkrankung gilt immer noch als die einzige gesellschaftlich akzeptierte Entschuldigung für eine Auszeit außerhalb von Urlaub und Feiertagen. Oder kennst du jemand Mutigen, der es wagt, seinem Chef zu sagen: »Wissen Sie, ich hatte gestern einfach keine Lust, ich war müde und habe mich ausgeruht!«? Vielleicht wäre es hier eine gute Idee, sich den Wunsch nach einer Pause einzugestehen, mehr Erholungsinseln zu schaffen oder mal einen Sonntag im Bett zu verbringen, ohne dass es überhaupt zur Krankheit kommen muss! Sprich: Nicht erst warten, bis die Umstände einem den ursprünglichen Wunsch erfüllen.

Natürlich ist es völlig normal, krank zu werden, ohne sich damit gleich einen Vorteil schaffen zu wollen. Genauso legitim ist es, sich bei einer Grippe umsorgen zu lassen. Sei nur achtsam, sobald du merkst, dass du gewisse Situationen öfter in Anspruch nimmst. Dann kann es sein, dass du deine Krankheit tatsächlich »brauchst«. Hier geht es häufig um Zuwendung, Fürsorge und Nähe, die wir aufgrund unserer Krankheit von anderen Menschen erhalten und die wir in manchen Fällen regelrecht einfordern, indem wir sogar eine Krankheit zur Normalität werden lassen, um unterbewusst unsere Bedürfnisse erfüllt zu bekommen.

Gerade dann, wenn du merkst, dass du durch dein Verhalten Situationen erschaffst, in denen du jemanden an dich zu binden versuchst, der deine Bedürfnisse nach Nähe, Liebe und Fürsorge stillen soll (die gängigsten Bedürfnisse in Beziehungen), frage dich immer:

- *»Wer bin ich in der Beziehung?«*
- *»Wo stehe ich in der Beziehung (auf Augenhöhe – oder mache ich mich unterbewusst klein, zum Beispiel in der Rolle eines bedürftigen Mädchens/Jungen)?«*
- *»Wer möchte ich in der Beziehung wirklich sein?«*
- *»Warum möchte ich so sein? (Inwiefern bestärkt es mich?)«*

Sicherlich hast du auch bei dir selbst schon einmal beobachtet, dass sich dein Verhalten je nach Kontext verändert. Zum Beispiel, wenn du nach einem anstrengenden Arbeitstag nach Hause kommst und auf deinen Partner triffst. Vielleicht wechselst du dann von tüchtiger Geschäftigkeit hin zur verniedlichten Version deiner selbst, die sich nach Zuwendung und Aufmerksamkeit sehnt. In jedem Fall musst du wissen, dass dich dein Partner immer genau so wahrnimmt, wie du dich präsentierst – vielmehr: wie du dich in der Beziehung fühlst oder fühlen möchtest.

Natürlich spricht nichts dagegen, sich mal umsorgen zu lassen und sich an die Schulter des Partners anzulehnen. Es geht darum, hin und wieder zu reflektieren, wo man möglicherweise in Verhaltensweisen verfällt, die einen eher kleinmachen als aufrichten und die sich nicht wirklich echt und authentisch anfühlen, weil man so nicht der Mensch ist, der man wirklich sein möchte. Wenn man solche destruktiven Verhaltenstendenzen erkennt, gilt es die dahinterliegenden Ängste und Glaubenssätze aufzudecken, die einen entgegen der eigenen Wahrheit handeln lassen.

Zum Beispiel liegt Beziehungen, in denen beide Partner Konflikte vermeiden und in Verniedlichungen miteinander sprechen, oft eine tiefere Angst davor zugrunde, nicht geliebt zu werden und den anderen zu verlieren, wenn man sich »echt« zeigt. Solche Muster wirken auf Dauer belastend, denn unterdrückte Spannungen verwandeln sich häufig in Ärger oder Wut. Diese entlädt sich irgendwann wie Sprengstoff. Darum:

- **Zeige dich, wie du bist.**
- **Sprich offen über deine Bedürfnisse.**
- **Trau dich, deine Gefühle klar anzusprechen.**

Ehrlichkeit schafft Nähe und verhindert, dass unterdrückte Emotionen später die Beziehung gefährden oder sich durch Krankheiten bemerkbar machen.

Du siehst also, wie wichtig es ist, die eigenen Ängste und Bedürfnisse bewusst wahrzunehmen, um ihnen nicht die Macht über deine Entscheidungen und dein Verhalten zu geben, indem sie dich aus dem Unterbewusstsein heraus steuern.

Werde dir auch der eventuellen Widersprüchlichkeit von Wünschen bewusst, die in dir existieren. Bei solchen inneren Konflikten gilt es immer dazwischenliegende Ängste und Glaubenssätze aufzudecken und zu hinterfragen, um sie sodann aufzulösen und zu wandeln. So werden innere Gegensätze wieder vereint, sodass am Ende Entscheidungen getroffen werden können, die aus innerem Einklang heraus entstehen.

· FALLBEISPIEL ·

Festanstellung versus Freiheit?

Dazu ein weiteres Beispiel: Jemand sucht einen festen Job mit regelmäßigem Einkommen (= bewusster Wunsch), fürchtet aber unterbewusst, seine Freiheit in einer Festanstellung zu verlieren. Er wünscht sich im Grunde also *keinen* Job (= unbewusster Wunsch). Weil der stärkere – hier noch angstbesetzte – Wunsch sich immer durchsetzt, kommt seine Seele diesem Wunsch freundlicherweise nach und hilft ihm dabei, entweder keinen Job zu finden oder nur solche, die unsicher sind, die keine Festanstellung ermöglichen, oder solche, die er ohnehin nicht lange machen wird, weil sie ihm missfallen. Er wird also nicht umhinkommen, sich seines Bedürfnisses nach Freiheit in der Tiefe bewusst zu werden, aber auch der damit einhergehenden Angst. Nur so kann er diese Dynamik beleuchten und hinterfragen, ob nicht auch in einer Festanstellung Freiheiten gefunden werden können: etwa durch ein regelmäßiges Einkommen, Struktur und Einbindung in eine Arbeitsgemeinschaft – was wiederum Ressourcen stärkt, zur eigenen Entfaltung beiträgt und damit auch enorme Freiheiten ermöglicht. Auf diesem Weg lassen sich Ängste und negative, widersprüchliche Glaubenssätze ganz einfach mittels *NeuroReset* wandeln.

⊙ **Angstvermeidung steht in der Prioritätenliste unserer Seele ganz oben!**

Lasse dich also niemals von deinen inneren oder äußeren Konflikten abschrecken, sondern nutze sie, um dir über deine *wahren* Wünsche und Bedürfnisse klar zu werden – und wie du sie auf gesunde, dienliche Weise erfüllen und verbinden kannst. Manchmal im Übrigen auch, indem du genau das tust, wovon dich deine Angst abhalten will! (Und natürlich indem du deine Glaubenssätze durchleuchtest.)

Und wenn alles Reflektieren und Nachdenken nicht weiterhilft, darfst du immer noch davon ausgehen, dass deine Seele, die immer im höchsten Dienste des Lebens steht, eine geheime Entwicklungsabsicht für dich verfolgt. Auf diesem Weg wollen früher oder später zwar immer auch deine Ängste, Zweifel und Sorgen angeschaut werden, doch dafür hast du nun eine wundervolle Methode kennengelernt, die dich genau darin unterstützt. *NeuroReset* hat bereits bei vielen Menschen Wunder gewirkt – es wurden nicht nur negative in positive Glaubenssätze verwandelt, sondern beispielsweise auch Angst vor dem Zahnarzt, vor dem Fliegen, vor dem Autofahren und so weiter.

Einmal erhielt ich von einer Patientin nach unserer NeuroReset-Sitzung, in der wir ihre Angst vor einem Eingriff beim Kieferchirurgen behandelt haben, die Nachricht: »Sitze auf dem Stuhl und warte auf die Ärztin. Bin fröhlich und entspannt.« In so einer Gefühlslage verläuft so ein Eingriff natürlich gleich viel besser.

⊙

In diesem letzten Kapitel hast du nun gesehen, wie wir uns unbewusst Situationen erschaffen, die uns nicht wirklich erfüllen, ja die uns sogar offensichtlich schaden, uns aber im Verborgenen einen Vorteil verschaffen. Diese »teuer erkauften Vorteile« sind menschlich; sie zeigen, wie sehr unsere Seele darum bemüht ist, unsere Bedürfnisse zu erfüllen, auch wenn wir sie uns nicht offen eingestehen, geschweige denn die damit verbundenen Ängste. Doch genau hier liegt die große Chance: Wenn wir bereit sind, ungesunde Dynamiken ehrlich anzuerkennen und den verborgenen Wunsch dahinter aufzudecken, können wir ihn uns auf einem neuen, guten Weg erfüllen – ohne faule Kompromisse, ohne Schuldgefühle und ohne den hohen Preis, den wir sonst dafür zahlen.

Darum lohnt es sich, bei jeder schwierigen Situation die Fragen zu stellen:

- *»Was habe ich davon?«*
- *»Welchen Wunsch erfülle ich mir dadurch im Verborgenen?«*
- *»Und gibt es einen leichteren, ehrlicheren Weg, ihn zu leben?«*

Indem wir diese Fragen aufrichtig beantworten und die Angst dahinter auflösen, gewinnen wir zurück, was uns wirklich trägt: innere Freiheit, Selbstbestimmung und die Fähigkeit, unser Leben so zu gestalten, wie es unseren wahren Bedürfnissen entspricht.

ABSCHLUSS

Am Ende steht doch immer … die Liebe!

Die größte Aufgabe des Menschen ist es,
sich in der Liebe zu üben.

(Meister Eckhart)

Was für eine Reise durch die NeuroReset-Methode! Danke dir an dieser Stelle einfach mal selbst: für deine Neugierde, für das Wissen, das du aufgenommen hast, hoffentlich auch für viele Erkenntnisse, die du daraus für dich gewonnen hast, und vor allem: für all die Erfahrungen, die du in deinem Leben bereits gemeistert hast. Erfahrungen, die dich am Ende auch zu diesem Buch geführt haben, weil sich deine mutige Seele offensichtlich dazu entschieden hat, tiefer zu gehen und mitten in die unbewussten Dynamiken der eigenen Seelenlandschaft einzutauchen, um dir dort deine Freude, Freiheit und Lebendigkeit zu offenbaren.

Du hast nun einiges über die Motive und Mechanismen erfahren, die in unserem Leben wirken können. Darüber, wie sehr wir bereits in der Kindheit in unserem Denken, Fühlen und Handeln geprägt werden; wie sich alte Wunden und Konditionierungen bis ins Erwachsenenleben hineinziehen und später im Spiegel der Umwelt sowie als Schatten sichtbar werden können – sei es in unseren Beziehungen, in unserer Gesundheit, in unserem beruflichen Wirken oder auch in alltäglichen Erlebnissen. Du hast auch erkannt, wie wir uns oft unbewusst Situationen erschaffen, die zwar Leid bringen, aber im Verborgenen Vorteile verschaffen – manchmal zu einem hohen Preis.

Im Folgenden möchte ich dich nochmals an die verschiedenen Dynamiken erinnern, die dir das Leben schwermachen können, und wie du sie lösen kannst:

1. Die Umwelt – der Spiegel

Was wir über uns selbst denken, spiegeln uns andere Menschen im Außen wider. Das ist ein Vorteil, den wir uns nicht bewusst ausgesucht haben, den aber unsere Seele freundlicherweise arrangiert hat, um uns auf negative Glaubenssätze aufmerksam zu machen. Diesen Vorteil zu nutzen bedeutet, den Zusammenhang zu erkennen und bewusst an Veränderung zu arbeiten, indem wir zum Beispiel alte, negative Glaubenssätze mittels *NeuroReset* auflösen.

2. Der Schatten

Auch hier liegt ein großer Vorteil verborgen: Wir schließen etwas aus unserem Leben aus, das uns Angst macht, oder etwas, das unsere Erziehung uns nicht erlaubt hat zu leben. Das allein ist bereits ein Vorteil, denn etwas in den Schatten zu schieben, reduziert zunächst Angst oder Schuldgefühle *(»Ich darf nicht ..., ich soll nicht ..., ich muss ...«)* und hat dir einst geholfen, weitgehend unbeschadet durchs Leben zu kommen. Auch hier ist die Seele sehr freundlich und trägt uns das Ausgeschlossene später durch andere Menschen, zum Beispiel den Partner oder den Kollegen, nach, damit wir all unsere Anteile zu uns zurückholen können – eine wesentliche Voraussetzung, um wieder *ganz* zu werden, und damit die Grundlage für Gesundheit und Glück. Nochmal zur Erinnerung: Dass du überhaupt einen Schatten in dir trägst – darauf musst du erst einmal kommen. Und auch bereit sein, es herauszufinden. Nutze dafür die im Buch bereitgestellten Glaubenssätze zum Austesten.

Und: Halte es einfach für möglich – solange, bis das Gegenteil bewiesen ist. Auch hier unterstützt dich *NeuroReset,* indem du alte, abgespaltene Anteile über Glaubenssätze integrierst und ihnen wieder die Möglichkeit gibst, in deinem Leben Ausdruck zu finden.

3. Der »Sound der Kindheit«

Oft suchen wir uns Partner, mit denen wir Gefühle von früher wiederholen können. Das wirkt zunächst vertraut und sicher – ein »Vorteil«, der jedoch meist teuer bezahlt wird. Manchmal muss auch hier die Seele freundlich eingreifen und es unangenehm werden lassen, weil wir sonst nicht in Bewegung kommen, um etwas zu verändern. Doch wo Wiederholung sichtbar wird, liegt auch die Einladung zur Heilung: Mit *NeuroReset* kannst du diese alten, traumatischen Situationen auflösen, positive Glaubenssätze installieren und dein Leben neu ausrichten.

Und hier noch eine Erinnerung: Gerade wenn dein Partner dich nervt, ist es sinnvoll, dich zu erinnern, weshalb du ihn ausgewählt hast: *Was waren damals seine drei besten Eigenschaften? Hat er sie vielleicht heute noch (und du siehst sie nicht mehr)? Was ist die Kehrseite der Medaille, die dich heute so nervt?* (Wer kann schon beide Seiten einer Medaille gleichzeitig anschauen? Wenn man das versucht, sieht man nur auf den schmalen Rand, sonst nichts.)

Behalte die Gründe, warum du dich verliebt hast, immer im Herzen und wertschätze und anerkenne ihn dafür. Verlange von ihm niemals das Gegenteil der Eigenschaften, weshalb du deinen Partner ausgewählt hast. Er wird sich dadurch ohne Worte gesehen und respektiert fühlen für das, wer er ist. Und in dieser emotionalen Sicherheit wird er die Bereitschaft entwickeln, ab und zu seine Grenzen zu sprengen.

Und wie lautet der Glaubenssatz, der uns antreibt, beide Seiten der Medaille haben zu wollen?

- *»Man sollte doch ...«*
- *»Es müsste doch ...«*
- *»Es ist doch normal, dass ...«*

Der gefährlichste Mann ist
der Man mit dem einen n am Ende:
Man muss, man soll ...

(Harald Reinhardt)

Lass das also am besten bleiben, es ist die Anleitung zum Unglücklichsein!

⊙ **Was auch immer in deinem Leben geschieht, erinnere dich daran: Es geschieht *für* dich!**

Selbst kollektiver Schmerz zeigt uns auf, was wir als Menschheit noch verdrängt, vergessen, unterdrückt oder abgespalten haben. Deshalb treten kollektive Schatten und Wunden in Form von Krisen, Krieg und Konflikten in Erscheinung; es gilt, sie ehrlich anzuerkennen und zu wandeln. Dafür kann jeder bei sich selbst anfangen – indem er sich seiner eigenen inneren Konflikte, Wünsche und Bedürfnisse bewusst wird und sich von allen Illusionen, Verstrickungen und Ängsten befreit, die der eigenen Wahrheit noch im Wege stehen. **Es ist *dein innerer Wandel,* der zum Wandel der Welt beiträgt!** Verkenne daher niemals den Wert, der in einem einzigen Moment steckt, in dem du dich dir selbst zuwendest, nach innen gehst, reflektierst, heilst und deine Dunkelheit erhellst. Momente, in denen du Frieden in dir schaffst, um diesen Frieden am Ende nach außen in die Welt zu tragen, sind wertvoll! **Wenn du heilst, heilst du die Welt.** Erinnere dich an die enorme Macht und Weisheit, die du in dir trägst! Erinnere dich an das, was du bist. An das wundervolle, einzigartige, liebenswerte Wesen, das durch sein pures, authentisches, freies Sein eine gesamte Welt erhellen kann. Du bist wichtig. Du bist wertvoll. Du bist geliebt. Du bist ein Geschenk für diese Welt!

Und so wünsche ich dir zum Schluss einen kraftvollen Dreiklang für dein Leben:

Lebe mit Seele –
in inspirierender Leichtigkeit.

Fühle mit Mut –
zur selbstbewussten Echtheit.

Bleib lebendig präsent –
in fröhlicher Weisheit.

Deine Beate Strittmatter

Onlinekurs

Dein nächster Schritt: NeuroReset erleben

Dieses Buch ist mein Herzensanliegen.

Ich möchte zeigen, wie du aus der Abhängigkeit von Therapeuten heraus und hinein in die Selbsthilfe kommst – indem du deine alten Glaubenssätze erkennst und verstehst. Veränderung ist möglich. Und das ist erst der Anfang.

Mein größter Wunsch ist es, dich zu befähigen, die Verantwortung für dein Leben wieder in deine eigenen Hände zu nehmen. Du sollst nicht ewig nach Hilfe im Außen suchen müssen – du sollst ein Werkzeug haben, das dich jederzeit unterstützt. Genau deshalb habe ich den NeuroReset-Onlinekurs geschaffen.

Über 40 Jahre lang habe ich Patientinnen und Patienten behandelt und Ärztinnen und Ärzte ausgebildet. Immer wieder habe ich gesehen: Dort, wo klassische Medizin nicht mehr weiterkam, lagen oft unbewusste Blockaden und Glaubenssätze im Weg. Und ich habe erkannt: Jeder Mensch kann lernen, diese Muster selbst aufzuspüren und zu lösen.

Im Onlinekurs begleite ich dich Schritt für Schritt durch 12 Lektionen, in denen du die Methode nicht nur verstehst, sondern auch in deinem eigenen Leben erlebst.

Du lernst …

- … deine inneren Blockaden über das Ohr direkt im Nervensystem zu finden,
- … sie in wenigen Minuten sanft und wirksam zu lösen,
- … dein Selbstvertrauen und deine innere Freiheit nachhaltig zu stärken.

Das Besondere: Du musst niemanden fragen, niemandem Erklärungen abgeben, niemandem Rechenschaft ablegen. Dieses Werkzeug gehört dir – für immer.

»Das größte Geschenk ist, wenn Menschen plötzlich erkennen: Ich habe die Kraft, mich selbst zu befreien.«

Wenn dich dieses Buch berührt hat, lade ich dich ein, den nächsten Schritt zu gehen. Nicht nur zu verstehen, sondern zu erleben, wie frei, leicht und selbstbestimmt dein Leben wirklich sein kann.

Scan Me

Alle Informationen und die Anmeldung findest du unter www.neuroreset.io/neuroreset-onlinekurs

Dr. Beate Strittmatter

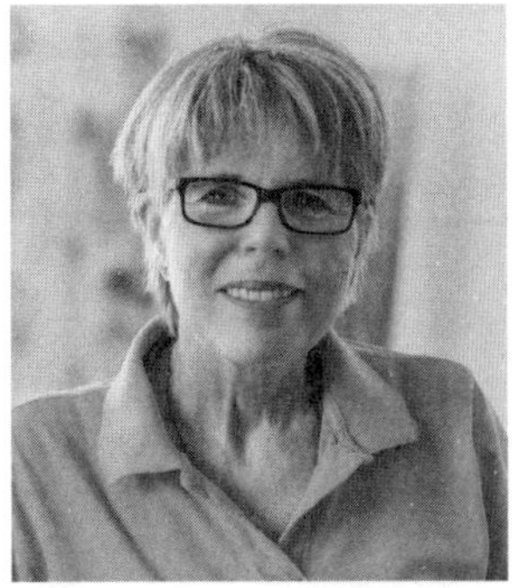

Geboren 1956, ist Fachärztin für Allgemeinmedizin mit Zusatzausbildungen in Orthopädie, Schmerztherapie, Naturheilverfahren, Akupunktur, Sportmedizin und Notfallmedizin.

Seit über 40 Jahren ist sie Ausbildungsleiterin an der Deutschen Akademie für Akupunktur in München (www.akupunktur.de), zudem Prüfärztin für die Saarländische Ärztekammer. Als Autorin veröffentlichte sie mehrere umfangreiche Lehrbücher zur Ohrakupunktur, die inzwischen auch auf Englisch, Chinesisch, Dänisch und Russisch vorliegen. Ihre Lehrtätigkeit führt sie regelmäßig rund um den Globus – am liebsten nach New York.

Von der Schulmedizin zur Naturheilkunde

Was ursprünglich als »handfeste« schulmedizinische Karriere begann, mündete in eine naturheilkundliche Praxis, die Dr. Strittmatter seit nunmehr 35 Jahren führt. Ihre Praxisschwerpunkte sind:

- Ohrakupunktur und Laserakupunktur
- Störherderkennung und -behandlung (u.a. Zahnstörherde)
- sanfte Chirotherapie
- Schmerztherapie
- Neuraltherapie
- Bachblüten
- bioidentische Hormone

Der Blick hinter die Symptome

Dr. Strittmatter nimmt sich für jeden Patienten außergewöhnlich viel Zeit, um gemeinsam Lösungen für oftmals hartnäckige Krankheitssymptome zu finden. Über die Jahre erkannte sie, dass eine der wichtigsten Krankheitsursachen in unglücklichen Beziehungen liegt – sei es in der Liebe oder im Berufsleben.

Hinter diesen Mustern stehen in der Regel negative Glaubenssätze, aufgenommen in Kindheit und Jugend. Deshalb gehören praktische, vom Patienten selbst umsetzbare Lösungswege seit vielen Jahren zu einem zentralen Bestandteil ihrer Arbeit.

Dawson Church

Spirituelle Intelligenz

Die vergessene Kraft in deinem Gehirn – und wie du sie aktivierst

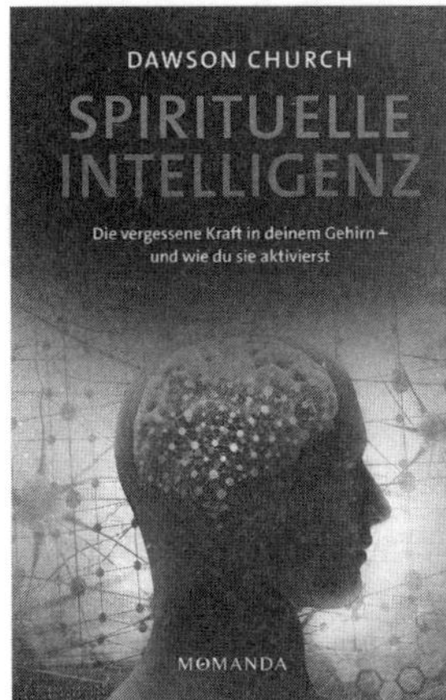

Hardcover, 448 Seiten
ISBN 978-3-95628-141-9

- **Spirituelle Intelligenz – die neue Intelligenz für das neue Zeitalter der Menschheit**
- **Unlock your brain – und öffne dein Bewusstsein für spirituelles Wachstum**
- **Ein Blueprint für echte Transformation – wissenschaftlich fundiert, tiefgreifend und praktisch**

Die Wissenschaft der Erleuchtung – wie lässt sich Spiritualität wissenschaftlich belegen? Bestsellerautor und Forscher Dawson Church zeigt in *»Spirituelle Intelligenz«*, dass unser Gehirn für höhere Bewusstseinszustände »verdrahtet« ist. Basierend auf über 400 Studien enthüllt er das »Enlightenment Network« – ein neuronales Schaltkreis-System, das Freude, Mitgefühl und Klarheit fördert. Mit praktischen Übungen macht Church messbare Transformation für alle zugänglich. Ein inspirierendes Buch für alle, die ihr volles Potenzial entfalten wollen – wissenschaftlich fundiert, lebensnah und revolutionär!

Dawson Church ist ein preisgekrönter Autor, Wissenschaftler und führender Experte im Bereich der Geist-Körper-Medizin. Als Gründer des National Institute for Integrative Healthcare und EFT Universe erforscht er die Verbindung zwischen Wissenschaft und Spiritualität. Mit seinen bahnbrechenden Büchern wie *»The Genie in Your Genes«, »Geist über Materie«* und *»Bliss Brain«* hat er die Bedeutung von Epigenetik, emotionaler Heilung und Neuroplastizität einem weltweiten Publikum nähergebracht. Mit seinem neuesten Werk setzt er seine wegweisende Arbeit fort und zeigt, wie sich das menschliche Potenzial durch neurowissenschaftlich fundierte Methoden aktivieren lässt.

www.dawson-church.de

MOMANDA

Oliver Brünner

Die Wortereignisformel

Entfache die heilende Kraft deines Lichtkörpers

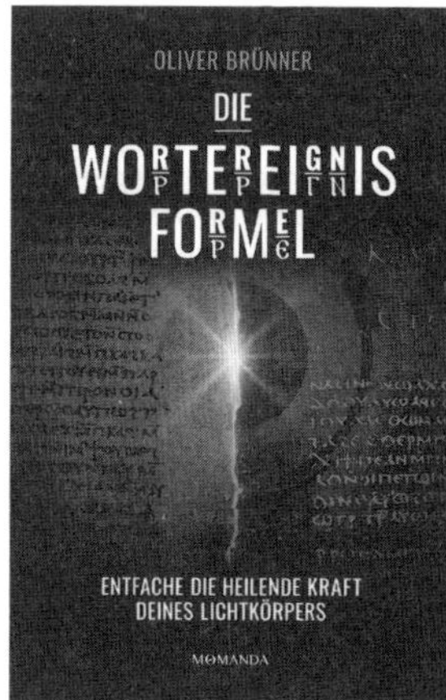

Hardcover, 160 Seiten
ISBN 978-3-95628-084-9

Oliver Brünner, geboren mit einer schweren spastischen Behinderung, überwand sein Schicksal ohne Medikamente oder Operationen. Er entwickelte eine transformative Methode, die systemische Arbeit, NLP und die Wortereignisformel vereint. Durch diese Technik beeinflusste er seine Behinderung so stark, dass er heute fast vollständig genesen ist, Marathon läuft und als gefragter SAP-Trainer sowie zertifizierter NLP-Coach international tätig ist. Er lehrt, dass mit der richtigen Methodik und Entschlossenheit jede Grenze überwunden werden kann. Der Lebensweg des Familienvaters von sechs Kindern ist ein leuchtendes Beispiel für die Macht der Selbstheilung und Willenskraft.

In diesem Buch werden alte Weisheiten und moderne Therapien für persönliche Transformation in praxisnahen Richtlinien kombiniert. Wir entdecken mit Oliver Brünner die verborgene Macht uralter Worte aus den Nag-Hammadi-Schriften. Sie sind Frequenzen, Schlüssel zum wahren Selbst. Diese Wortereignisformeln haben die Kraft, direkt mit den persönlichen Energiefeldern zu kommunizieren und Energiezustände zu verändern, tiefgreifende Heilung zu initiieren, spirituelles Wachstum anzustoßen und das Leben zu transformieren. Jenseits herkömmlicher Methoden bietet dieses Buch eine Reise zur Kontrolle über das eigene Schicksal. So befreien wir uns von den Zufällen des Lebens und finden Klarheit, Wahrheit und Freiheit in der wahren Macht der Worte.

Die Zukunft ist formbar durch das Wissen, das seit Jahrtausenden auf uns wartet.

www.wortereignisformel.de

MOMANDA